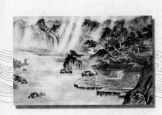

中医养生全书

中医情志养生

总主编　陈涤平

主　编　陈仁寿　高　雨

副主编　卞尧尧　张　云　杨　斓

东南大学出版社
SOUTHEAST UNIVERSITY PRESS
·南京·

内 容 提 要

情志养生是中国古老养生的重要内容。本书主要介绍了传统文化与情志养生、认识中医情志养生、中医情志养生的基本方法、常见疾病的情志疗法、附录(心理健康的参照标准、心理衰老的常见表现、情志养生箴言百则)等。本书内容丰富,通俗易懂,适合各类人群阅读。

图书在版编目(CIP)数据

中医养生全书 / 陈涤平主编. —南京 : 东南大学
出版社,2014.11
　　ISBN　978 - 7 - 5641 - 5232 - 1

Ⅰ. ①中… Ⅱ. ①陈… Ⅲ. ①养生(中医)—基本知
识 Ⅳ. ①R212

中国版本图书馆 CIP 数据核字(2014)第 229472 号

中医养生全书——中医情志养生

出版发行	东南大学出版社
出 版 人	江建中
社　　址	南京市四牌楼 2 号
邮　　编	210096
经　　销	江苏省新华书店
印　　刷	常州市武进第三印刷有限公司
开　　本	700 mm×1 000 mm　1/16
印　　张	48.75
字　　数	651 千字
版　　次	2014 年 11 月第 1 版　2014 年 11 月第 1 次印刷
书　　号	ISBN　978 - 7 - 5641 - 5232 - 1
定　　价	109.00 元

* 本社图书若有印装质量问题,请直接与营销部联系,电话:025—83791830。

《中医养生全书》编委会

主　任：陈涤平

副主任：曾　莉　李文林　陈仁寿　顾一煌

编委会成员（按姓氏笔画为序）

丁　娟　　王亚丽　　卞尧尧　　王伟佳

冯全服　　张　云　　李文林　　陈仁寿

李志刚　　杨丽丽　　张娅萍　　陈涤平

杨　斓　　房玉玲　　顾一煌　　高　雨

程　茜　　曾　莉　　曾　燕

该书是国家中医药管理局"中医药预防保健服务能力提升工程"项目资助成果之一；

　　该书是江苏省人民政府、国家中医药管理局共建南京中医药大学健康养生研究中心一期项目及江苏省中医药管理局资助项目建设成果之一；

　　该书是南京中医药大学中医养生学科（国家中医药管理局重点学科）建设成果之一。

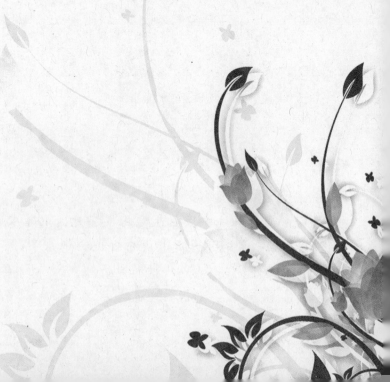

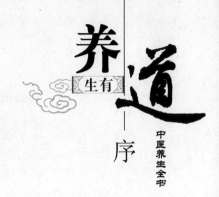

　　在漫长的人类历史发展过程中,健康与长寿一直是人们向往和追求的美好愿望。中国最早的一部诗歌总集《诗经》就已经频频出现"万寿无疆"、"绥我眉寿"、"寿考维祺"等祝辞式诗句。健康的身体是人类一切活动的动力源泉,所谓"天覆地载,万物悉备,莫贵于人"。如今,随着世界经济、文化、环境的变化以及世界人口老龄化的发展,人们对健康与长寿的渴求更加强烈。世界卫生组织提出"21世纪人人享有健康"全球卫生战略,也已把健康作为一项人权着重强调。那么,如何才能达到"身体、精神及社会生活中的完美状态"呢? 数千年的中医养生文化以其独特的理论体系与丰富的临床经验为我们提供了可资汲取的宝贵经验。

　　目前,社会上掀起了一波又一波的"养生热",养生类书籍更是琳琅满目、林林总总,"中医世家"、"医学博士"等成为这类养生书籍的卖点。社会上流行的"养生热",把养生或等同于食疗,或等同于按摩,不一而足。更有甚者,名为"中医养生",而实际上和中医毫不相干。这一社会现象一方面使得"养生"与"中医"概念混淆,对传统中医文化产生了或多或少的不利影响。另一方面,恰恰体现出了将传统中医养生文化发扬光大的重要性与迫切性。所谓中医养生是指在中医理论指导下,探索和研究中国传统的颐养身心、增进健康、减少疾病、延年益寿的理论和方法,并用这种理论和方法指导人们保健

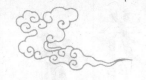

活动的实用科学。《素问·四气调神大论》曰："圣人不治已病治未病，不治已乱治未乱。""治未病"的实质就是"人人享有健康"，具有非常强烈的现代预防医学意味。以中医养生文化的"治未病"观念为核心，可以有效地提高人类的健康水平，有利于弘扬传统文化，符合当今世界医学的发展趋势。

"形而上者谓之道，形而下者谓之器"，《中医养生全书》以"中医养生之道"为中心，以中医养生理论为指导，突破了其他中医养生书只重视养生方法的局限。本书分为中医运动养生、中医药物养生、中医食物养生、中医经络养生、中医情志养生与中医美容养颜等6个分册，全面、系统、准确地阐述中医养生理论与方法。本书的编者深谙中医养生理论精髓，在编写上颇具匠心，语言表述极为规范。基于实用的目的，本书对中医养生的深邃理论、古奥的名词术语均以科普的形式予以通俗化处理，简单易懂，可操作性强。在内容编排上附有相应的精美插图，使读者在获得养生防病知识的同时，又获得了视觉上的美好享受。本书正本清源地向读者展示了中医养生文化的博大精深，可以"原汁原味"地满足广大读者对中医养生理论与方法的渴求。总而言之，本书科学、安全、有效的中医养生理论与方法必将进一步推动"中医热"的真正实现，为中医养生文化的传播起到促进作用。

"我命在我不在天"，人们的健康掌握在自己手里，《中医养生全书》就是为读者实现生命的自我管理提供了科学而有效的理论与方法。

阎仲璞

2014 年 8 月

养生有道

中医养生全书

编者的话

中医养生学内容博大精深。它的理论与实践无不凝聚着中国式的哲学思维,渗透着天道与人道统一的观念。实践表明,中医养生学对于现代疾病的预防与已病防变方面显示出了巨大的优势。本书对中医养生之道、中医养生之法都作了细致入微的阐释,意求立体地呈现出中医养生文化的内涵与方法。

本书共分为六分册,包括中医运动养生、中医药物养生、中医食物养生、中医经络养生、中医情志养生与中医美容养颜。本书总主编为陈涤平教授,各分册主编、副主编如下:

《中医运动养生》主编陈涤平,副主编李文林、丁娟、王亚丽、李志刚。

《中医药物养生》主编曾莉、卞尧尧,副主编李文林、房玉玲、冯全服。

《中医食物养生》主编陈涤平,副主编卞尧尧、房玉玲、高雨、杨丽丽。

《中医经络养生》主编顾一煌、张云,副主编王伟佳、张娅萍、程茜、杨丽丽。

《中医情志养生》主编陈仁寿、高雨,副主编卞尧尧、张云、杨斓。

《中医美容养颜》主编李文林、程茜,副主编房玉玲、曾燕、高雨。

本书6个分册既有统一的风格,又保持了各自的特色。在本书的编写过程中,编者们尽了很大的努力,但是仍然不免有某些失误与欠缺,期望广大读者见谅。

另外,《中医养生全书》的出版问世,得到国家中医药管理局中医健康养生重点学科的资助,是南京中医药大学中医健康养生学科建设的系列成果之一。

最后,在本书即将付梓之际,谨向热情支持与帮助的专家、学者们深致谢忱。

《中医养生全书》编委会
2014 年 8 月

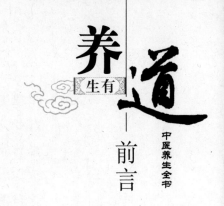

作为一种文化现象，自从人类出现，养生就已问世。中华养生文化，以中国古代哲学和中医基本理论为底蕴，尤其显得博大精深，它融合了儒、释、道、医及诸子百家的思想精华，散发着浓厚的东方文化韵味。就有文字记载而言，养生文化可以上溯至殷商时代，如出土的甲骨文中就已经出现了"沐"、"浴"、"寇帚"之类的字样，强调了要重视个人卫生与集体卫生。殷商时代，巫医不分，最常见的养生方法是以祈祷和占卜的方式清除不详，调理病痛。到了西周时期，养生思想进一步发展。出现了专门掌管周王和贵族阶层饮食的食医，主要负责"六饮、六膳、百馐、百酱"等多方面的饮食调理工作。另外专门设有主管环境卫生的职官，大致相当于现代的卫生防疫人员。这些原始的养生保健思想，在几千年前的古代社会，是具有极其先进意义的。

情志养生，是中国古老养生文化的重要内容，更是当今社会医学发展模式向中国传统养生文化借鉴的重要内容。七情六欲，人皆有之，情志活动属于人类正常生理现象，是对外界刺激和体内刺激的保护性反应，有益于身心健康。但是，任何事物的变化，都有两重性，有利必有弊，人的情绪、情感的变化同样如此。正如《养性延命录》所说："喜怒无常，过之为害。"春秋战国时期，百家争鸣，学术思想非常活跃，在心理健康方面也有着精辟的论述。其中《管子》中的《内业》篇，可说是最早论述

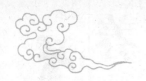

心理卫生的专篇。在《管子·内业篇》中，将人的心理状态分为善心、定心、全心、大心等不同层次，并提出了相应的养心之术。具体地说是三点：一是正静，即形体要正，心神要静，如能这样，就有益于身心；二是平正，也就是和平中正的意思，平正的对立面，就是"喜怒忧患"；三是守一，就是说要专心致志，不受万事万物干扰则能心身安乐。《东医宝鉴》在强调心理治疗作用时，说道："古之神圣之医，能疗人之心，预使不致于有病。今之医者，惟知疗人之疾，而不知疗人之心，是犹舍本逐末，不穷其源而攻其流，欲求疾愈，不欲愚乎？虽一时侥幸而安之，此则世俗之庸医，不足取也。"中国古代源远流长的养生文化是现代心理治疗理论与方法的重要源泉。

在现代社会，情志致病发生的几率不断攀升。在经济发达的国家，心理疾患已成为社会熟知的疾病；在经济迅速发展的中国，心理疾病已成为公众关注的焦点。换言之，精神心理和社会适应的障碍成为当今社会卫生保健的重要课题。"人类已进入情绪负重的非常时代"，由心理因素引起的头痛、腹痛、失眠、乏力等疾病的比例也呈上升趋势。如何避免不良精神因素的刺激，保持生理与心理的最佳状态，是一个非常值得注意的问题。一个人是否健康，不仅取决于躯体的健康，而且取决于心理的健康。心理健康的人，多能以乐观豁达的态度对待人生，听到的多是令人愉快的事情，他们多有性格开朗的朋友。心理健康的人有多结善人、乐闻善事、以乐忘忧的特点，生活中能够及时消除不良情绪。这部分人往往有坚定的信念，热爱集体，关心他人，情绪愉快；有健康精神生活，对运动、音乐、文学等方面有所爱好，能积极参加一些社会活动以陶冶自己的情操。心理是否健康还会影响到人的衰老，《黄帝内经》在谈到人如何衰老

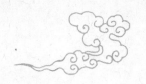

时,明确指出:"不时御神,务快其心,逆于生乐,起居无节,故半百而衰也。"这里的"半百而衰",即是过早衰老,而引起衰老的关键原因就在于"不时御神"。御,驾驭、控制的意思。时,善也,不时御神,即是指不善于控制自己的精神。为贪图一时的快乐,违背生活规律而取乐,则有害于身心健康,促使人体过早衰老,而良好的心理则有益于身心健康,进而延缓衰老。

随着社会环境与自然环境的变化,人们的生活方式、生活态度以及生活习惯也在发生着变化,由此引起的人们自身的心理健康问题日益凸显。世界卫生组织(WHO)定义健康为:"不仅是没有疾病,而且包括躯体健康、心理健康、社会适应良好和道德健康"。与传统的"无病即健康"的观念不同,现代人的健康观是整体健康观,其内容应当包括生理健康、心理健康、道德健康等多个层面。世界卫生组织把人的健康从生物学的意义,扩展到了精神和社会关系(社会相互影响的质量)两个方面的健康状态,把人的身心、家庭和社会生活的健康状态均包括在内,强调了精神与社会的力量。人们可以从以下三方面衡量精神和心理层面的健康:

一、有充足的精力,能从容不迫地应付日常生活和工作的压力而不感到过分紧张。处事沉着,应变能力强,并具有"知足常乐"、"与世无争"的处世态度。

二、有良好的个性,包括性格温和、意志坚强、富有情感,并有坦荡胸怀和豁达的心境。

三、有良好的人际关系,能适应复杂的社会环境,遇事能严于律己,宽以待人,温文尔雅,随遇而安,泰然处之。

就总体而言,心理健康重视个体对社会的适应性。心理对人有着非常神奇的作用,可以渗透到日常生活中

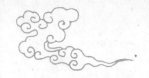

的每一个角落。对同一件事物，心境不同，感受可以截然相反。同样是花鸟，可以是"人闲桂花落"、"鸟鸣山更幽"，也可以是"感时花溅泪，恨别鸟惊心"。同样是皎洁的明月，可以是"今夜月明人尽望，不知秋思落谁家"，也可以是"明月松间照，清泉石上流"。中国古代养生家基于对"情志"与健康密切关系的认识，创立了许多保持精神愉悦、心理健康的"情志"调畅养生法。现存最早的一部医经圣典《黄帝内经》，已对于心理治疗的意义、调神摄生的心理卫生等方面都作了原则性总结。探索养生文化中的情志养生，不但有利于弘扬传统文化，而且也符合现代医学发展趋势。所谓情志养生，就是从精神上保持良好状态，以保障机体功能的正常发挥，来达到防病健身，延年益寿的目的。"善养生者，上养神智、中养形态、下养筋骨"，从文化史的意义以及现代医学临床的意义上而言，中国古代的情志养生既保持了传统文化的独特魅力，又实现了传统养生文化与现代西方社会心理学的沟通对话。

编 者
2014 年 8 月

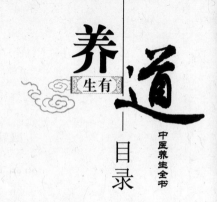

养生有道 —— 中医养生全书

目录

第一章　传统文化与情志养生　/1

儒家的道德养生观　/1

　　孔子的精神养生　/2

　　孟子的长寿之道　/3

道家的自然养生观　/5

　　老子的养生之道　/6

　　庄子的养生方法　/8

佛家的修身养性观　/10

　　明心见性　/11

　　参禅静心　/12

　　茶道人生　/12

第二章　认识中医情志养生　/15

中医之道与情志养生　/15

　　上工治未病　/15

　　心主神明　/17

　　七情内伤　/18

　　形神合一　/20

现代社会心理学的认同　/22

　　治未病与亚健康　/23

　　情志养生与心身医学　/24

　　情志养生的基本精神　/26

第三章　中医情志养生的基本方法　/29

未病先防的精神调摄法　/29

　　养生先养德　/29

　　养生先养神　/33

　　养生先养心　/35

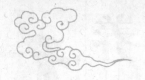

养生先养趣　/37

养生要顺时　/39

既病防变的治神养生法　/42

情志相胜疗法　/43

言语开导疗法　/50

移精变气疗法　/52

中医睡眠疗法　/54

生活起居疗法　/55

方药辅助疗法　/58

第四章　常见疾病的情志疗法　/65

哮喘　/67

心律失常　/67

失眠　/68

健忘　/69

头痛　/69

胁痛病　/70

焦虑症　/70

精神分裂症　/71

呃逆　/72

便秘　/72

胃肠功能紊乱　/73

冠心病　/73

原发性高血压　/74

神经衰弱　/74

痛经　/75

经前期紧张综合征　/75

更年期综合征　/76

附录一　心理健康的参照标准　/77

附录二　心理衰老的常见表现　/80

附录三　情志养生箴言百则　/83

主要参考文献　/88

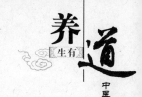

第一章 传统文化与情志养生

　　情志养生，在中医文献中，又称"摄神"、"养神"、"调神"，是通过调节人的精神情志等活动，来保护和增强人的心理健康，达到形神统一、却病延年的一种养生方法。先秦时期，儒家、道家思想的活跃为中医的情志养生提供了思想源泉。儒家养生是一种"以心为本"的养生体系，养生的最终目的不仅是为了身体康健，更是为了"寿"与"道"的实现。儒家养生着重强调心性的道德主体作用，是以人为形、气与心一体的三相之有机体。儒家的道德实践养生使得中医情志养生更具伦理观念。同样的，道家思想中的"清静无为"、"返璞归真"、"顺应自然"、"贵柔"等观念，对中医情志养生保健有着极大的影响和促进。弗里乔夫·卜普拉指出："包括现代西方医学在内的任何一种保健系统，都是其历史的产物，并且存在于某一特定的环境和文化背景中"。中医的养生文化尤其具有浓郁的传统文化韵味，它的形成与发展有着深厚、丰富的思想基础与文化底蕴，是中国传统文化观念在人体科学领域的必然延伸。

儒家的道德养生观

　　儒家文化是中国传统文化的思想内核，是中国传统文化保持连续性的重要依据，所谓"周虽旧邦，其命维新。"以孔孟思想为核心的儒家文化并不专门研究养生之道，但儒家所倡导的修身养性、追求人生自我完善的道德行为包含了丰富的养生思想和原则，推动了中医养生理论的形成和发展，尤其对中国古代情志养生产生了非常深远的影响，儒家先师孔子的养生之道非常值得今人的学习与借鉴。

1

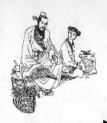

❋ 孔子的精神养生

孔子五十六岁时,在鲁国任大司寇,仅三个月时间就把鲁国治理得井然有序,这让邻国齐国非常担忧,于是齐国国君派人送来了美女歌妓,用来腐化鲁国君臣。孔子多次劝谏鲁国国君无果,于是离开了鲁国,开始周游列国。孔子周游列国时,得到了齐景公的赏识,但是孔子不为富贵所动,他教育他的学生:"不义而富且贵,于我如浮云。"他认为无功不受禄,不义之财不可取。孔子一生,十分注意养德立德,提出"仁者不忧","仁者寿","大德必寿"。有德之人,注重德性的修养,这样心地无私,精神爽朗,邪气难侵,有益于身体健康。若蝇营狗苟、钻营好利,必然形神俱损,难以健康长寿。所以孔子有言:"君子坦荡荡,小人长戚戚",意思是说:君子的心胸坦荡而宽广,正气长存;小人却经常患得患失,忧愁而不安,心理难以安宁与平衡。

孔子在整理古代经典时,提出了重要的养生观念。在《中庸》一书中,孔子认为"大德者必得其寿"。作为中国传统文化的基石,儒家文化关于养生的论述深深地烙上了"德"的印迹,这也成为后世中医养生文化的核心。大德者,必然德高望重,光明磊落,性格豁达。如何可以成为大德之人呢?在为人方面,孔子提出了"仁者爱人"、"己所不欲,勿施于人"、"己欲立而立人,己欲达而达人";在为政方面,孔子提出了"忠恕之道"、"为政以德"。孔子在自己日常生活中非常注意调节情志,保持良好的心态。他对"礼、乐、射、御、书、数"有广泛的兴趣,精通《诗》、《书》、《礼》、《春秋》。孔子的精神生活非常充实,有很高的音乐造诣,据记载"《诗》三百五篇,孔子皆弦歌之。"他在齐国听《韶》乐,竟三月而不知肉味,他借助音乐陶冶情操,即使在饥寒困顿之际,能做到"弦歌不衰",心态平和。孔子还主张用大自然的山山水水调节人的情志,正是所谓"智者乐水,仁者乐山"。

孔子在精神养生方面，还提出了"养生三戒"，道："君子有三戒：少之时，血气未定，戒之在色；及其壮也，血气方刚，戒之在斗；及其老也，血气既衰，戒之三得。"少年时，不能贪恋男女情色；壮年时，不能打架斗殴；老年时，不能过度贪得。实际上，孔子主张人要过一种清心寡欲的生活，他自己的一生就是这样严于律己，决不放纵。颜回是孔子非常赞赏的一名弟子，孔子称他"一箪食，一瓢饮，在陋巷，人不堪其忧，回也不改其乐。"这就是后世

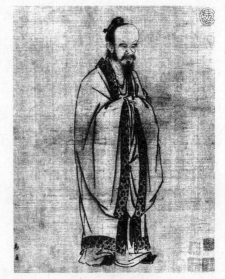

思想家、教育家孔子

儒家与养生家推崇的"孔颜乐处"，是一种人生的境界，有着崇高道德的修为。孔子带领学生周游列国，来到楚国叶邑，叶公沈诸梁接待，但是他对孔子不太了解，悄悄地问子路，子路不知如何回答。后来，孔子知道了这件事，他告诉子路以后可以说："其为人也，发愤忘食，乐而忘忧，不知老之将至。"他又说："知者动，仁者静；知者乐，仁者寿。"这既是孔子对自己的评价，也是他对精神养生的独特体验。孔子寿高73岁，宋代画家马远在给孔子画像时，把他描绘成老寿星的模样。可见，孔子的"德者寿"与"仁者寿"成为传统养生文化所特有的文化内核。

❋ 孟子的长寿之道

孟子，是战国时代继孔子的一代大儒，被后世儒家学者尊称为"亚圣"。孟子寿高84岁，比孔子多活了11年，是中国古代高寿的典范。孟子的长寿之道可以为我们提供丰富的经验与借鉴。

1. 善养"浩然之气"

孟子强调人的精神情志的主导地位。孟子道："夫志，气之帅也；气，体之充也。我善养吾浩然之气。"孟子认为，身体的气，要"直养而无害"，

要"配义与道",才能成为"至大至刚"、"塞于天地之间"的浩然之气。哲学家认为孟子的"浩然之气"关乎人与宇宙之关系,而养生家认为孟子的"浩然之气"集义而顺心。孟子强调养生要善于保养"至大至刚"的"浩然之气",而这种"气"要"配义与道"靠"直养"才能养成。只要具备了这种"气",就能在生活中保持生活的自尊,达到"富贵不能淫,贫贱不能移,威武不能屈"的"大丈夫"境界。孟子更具体地论述了道德、情志与人之气、体的关系,情操高尚、心态平衡的智自然可以不"动心"。

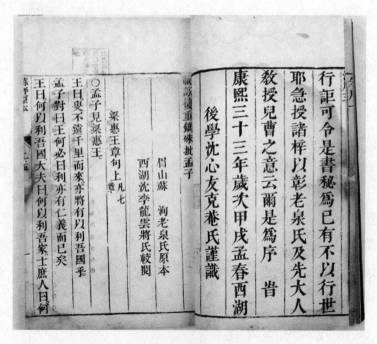

《孟子章句》,南宋朱熹注

2. 提倡寡欲养心

孟子:"养心莫善于寡欲⋯少嗜欲为贵,服药十朝,不如独宿一宵,节食以去病,寡欲以延年。"孟子直截了当地认为若要益寿延年,必须做到减少自己的欲望,保持平和的心态。孟子"养心莫善于寡欲"和"天人之学"的学说构建中国古代儒家"天人合一"的思想体系,沿着"尽心、知性、知天"的思维模式构建了"天人合一"的养生观念。《孟子·尽心上》道:

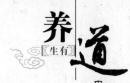

"尽其心者,知其性也。知其性,则知天矣。存其心,养其性,所以事天也。夭寿不贰,修身以俟之,所以立命也。"孟子认为通过陶冶道德情操以养生,道德修养可以使精神情志舒畅稳定,从而有利于健康长寿。

3. 注重道德修养

孟子主张"人性本善",提倡"修其身而天下平。"他还认为人要有四心:恻隐之心、羞恶之心、恭敬之心、是非之心。他还主张要与人为善,要交品德端正之友,要不忧穷困,不惧艰苦。儒家的道德养生观念,对古代医学产生了重大影响,许多医家都以养德为养心,以养心为养身的重要方法,认为纵欲将导致体虚从而罹病,因而主张寡欲、养德,以为祛病、强身、长寿之法。《素问·疏五过论篇》说:"论裁志意,必有法则,循经守数,为万民副,故事有五过、四德。"四德就包括了惩恶劝善、哀孤恤寡、尊老爱幼等儒家倡导的道德观念。养德须得寡欲,古代医家又提倡节制欲望,以此为养生之理论依据。这种说法尤其在宋代以后盛行。朱震亨认为人之所以病皆因"情欲无涯",他以存养道德本心为防病的有效手段,从理欲关系出发,作《饮食》、《色欲》二箴来警示世人,"因纵口味,五味之过,疾病蜂起,病之生也"。明代万全亦将"寡欲"视为养生第一要务:"夫寡欲者,谓坚忍其性也;…坚忍其性则不坏其根矣"。皇甫中亦言:"养生如待小人,在修己而正心"。

道家的自然养生观

自古以来,医道相通,尤以养生学最为突出。"摄生"、"摄养"、"养生"、"长生"等概念,为道家之言,如《老子》所言:"盖闻善摄生者,陆行不遇虎兕,入军不被兵甲。"道家的养生学说被传统医学所接受,医学经典《黄帝内经》的养生之道,多是对道家学说的发展。《内经》中的常用概念,如恬淡、虚无、清静、淡、素、朴,以及精、气、神、真、元等等,亦多属道家著作中重要概念。以养生而受到后世推崇的医家,也大多出自道家,他们精通道家学说,如葛洪之称抱朴子,陶弘景之自号华阳陶隐居,孙思邈之尊为孙真人。纵观历史,先秦时期的道家思想对中国的养生思想产生了深远的影响,经过历代医家与养生学家的不断补充与丰富,最终形成了独特的"中医养生之道"。道家的养生思想十分丰富,对中医情志养生思想产生重要影响的理念主要有自然无为的养生思想、重视修德的养生思想、形神相守的养生思想。

❈ 老子的养生之道

老子,姓李,名耳,字聃,楚国楚县人。据《史记》记载:"老子百有六十余岁,或言二百余岁,以其修道而养寿也。"汉代杜方言:"老子用恬淡养性,致寿数百岁。"不论老子是否真的活了二百余岁,老子的长寿是无可怀疑的。他的养生观点对后世影响极大。

1. 自然无为

老子《道德经》二十五章道:"人法地,地法天,天法道,道法自然。"又三十七章道:"道常无为而无不为"。老子认为"道"是化生天地万物之母,也是自然界和人类社会的总法则,其本性是无为的。"道"的最根本的规律就是自然、无为。按照道家的理解,"自然"就是自己如此、自然而然,即事物本身规律的体现。"无为"就是顺其自然而不加人为;同时,"无为"还有"无意识"、"无目的"的含义,也就是说,"天"或"道"的活动,完全是一种自然过程,没有任何目的或意识。故"天"或"道"能够长久:"天长地久。天地所以能长且久者,以其不自生,故能长生"。就养生思想而言,老子的"自然无为"指超越人为的强作妄为与嗜欲而达到自然而然、无为而无不为的自由境界。老子又称之为返归"婴儿"、"含德之厚,比于赤子",即返归自然纯朴天真之性的返璞归真之意。《内经》养生理论中所称"天真"、"真气"之"真",即包含这层意思。

2. 恬淡寡欲

"五色令人目盲;五音令人耳聋;五味令人口爽;驰骋畋猎,令人心发狂;难得之货,令人行妨。是以圣人为腹不为目,故去彼取此。"老子意识到声色对人健康长寿的损害,提出了"见素抱朴,少私寡欲"的养生主张。

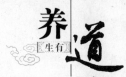

老子告诫人们不要贪心追求名利,要清心寡欲,保持心和气畅、体泰神清的心理状态,自然可获得健身延年。在老子看来,恬淡寡欲,清净为上,对人的精神修养、情志调节起着很好的作用。会养生之人,一定要淡泊名利,禁声色犬马,除妒忌佞妄之心。

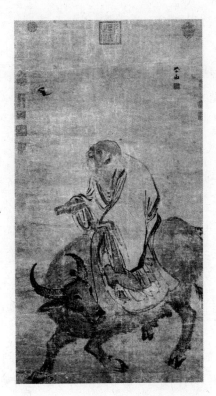

老子骑牛图　明张路纸本设色　纵 101.5 厘米,横 55.3 厘米　台北故宫博物院藏

3. 养生有法

老子的长寿还得益于他善于运用养生方法,他认为灵丹妙药虽好,但也不如自己的津液有益于自身。他主张咽津以养生,平时"叩齿鼓漱"。这种方法在唐代医家孙思邈《千金翼方》中被总结为"服玉泉法",认为口齿服玉泉的作用在于坚齿发,利于益寿延年。老子还主张"致虚极,守静笃",保持着清虚静笃的人生态度,人就可以保持旺盛的生机。"知神气可以长生,固守虚无以养神气,神行则气行,神往则气往。若欲

长生，神气相注。”老子把这种观念付诸于养生实践中，口吐浊气，鼻引清气，四肢脏腑皆受其润。如山之纳云，地之受泽。若练得气之十通，则百病不生。

❊ 庄子的养生方法

庄子，战国时期的思想家、哲学家。庄子活到 84 岁，无疾而终，也是中国古代高寿的典型代表。庄子在养生方面有着比较成熟的理念与方法；他认为人若想达到长寿，必须有着豁达的心态，无忧无虑，安逸自在。他的养生之道要遵循自然法则，遵循自然之道，可以达到人生的至高境界。解读庄子的养生方法，具体可以表现在以下三方面：

1. 形神相守

《淮南子·泰族训》有云：“治身，太上养神，其次养形。神清意平，百节皆宁，养生之本也。肥肌肤，充腹肠，供嗜欲，养生之末也。”中国古代的养生以养性全神为核心，道家主张的“自然无为”强调的就是精神摄养，所谓“修道”、“养性”，道家养生重“德”之义。庄子道：“纯素之道，唯神是守…… 能体纯素，谓之真气。”“纯粹而不杂，静一而不变，恬而无为，动以天行，此养神之道也。”又道：“夫恬淡、寂寞、虚无、无为，此天地之平而道德之质也。故曰：圣人休休焉则平易矣，平易则恬淡矣。平易恬淡，则忧患不能入，邪气不能袭，故其德全而神不亏。”如何做到形神相守？《庄子·在宥》曰：“无视无听，抱神以静，形将自正…目无所见，耳无所闻，心无所知，汝神将守形，形乃长生。”因此，人若要长生久视，就应当经常收视返听、恬淡虚无，使形神相守。

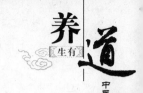

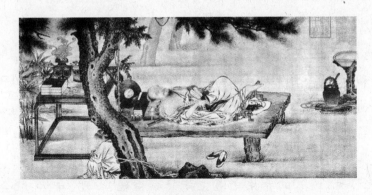

庄周梦蝶图

在中医养生理论对形神关系有着相同的论述,《素问·上古天真论》说:"恬淡虚无,真气从之,精神内守,病安从来。是以志闲而少欲,心安而不惧,形劳而不倦,气从以顺…其民故曰朴。是以嗜欲不能劳其目,淫邪不能惑其心,愚智贤不肖,不惧于物,故合于道。所以能年皆度百岁,而动作不衰者,以其德全不危也。"可见,道家思想对中医养生的基础理论、治疗思维和养生方式等都起到了不可忽视的启发作用,其中蕴藏的博大精深的生命智慧,值得我们继续挖掘、利用。

2. 寡欲多寿

庄子认为私欲是万恶之源,百病之根。一个人心底无私,境界高远,"可以保身、可以养身、可以尽年"。一个人若总是患得患失,惶惶不可终日,天长日久必然会形劳神损,积虑成疾,疲惫不堪。因此,"寡欲多寿"是庄子推崇的养生秘诀,他承认"人欲不可绝",但他认为人的欲望决不可纵容,人若纵欲必会招灾致疾。庄子说道:"多行不义必折寿",只有做到"知其荣,守其辱",才能安身图志,成为顶天立地之人,存于浩瀚天地之间。

3. 心斋坐忘

心斋坐忘是道家养心的具体方法,其中心斋是排除心中的一切杂念,使心虚静的像斋戒一样;坐忘就是凝神静坐以忘心。这两种方法开端是老子的"致虚极,守静笃",而由庄子直接提出。庄子认为:"虚者,心斋也"、"堕肢体,黜聪明,离形去知,同于大通,此谓坐忘"。

4. 吐纳导引

吐纳就是"吐故纳新",是一种以调节呼吸为主的养生法;导引就是"导气令和,引体令柔"的意思。先秦道家多用两者作为"养形"的重要手段。"吹呴呼吸,吐故纳新,熊经鸟申,为寿而已矣;此导引之士,养形之人,彭祖寿考者之所好也。"在这里庄子明确地提出了"吐纳"和"导引"的概念,并具体描绘了两种方法的具体操作过程。

由此可见,道家的养生之道主张兼顾生理、心理、自然、社会四方面的因素,蕴含着一个整体养生模式。但在形神共养、自然与社会兼顾的前提下,先秦道家养生还表现出重调神轻养形、重自然轻社会的倾向。后世道家普遍加强了对"形"的重视,以至于早期道教"众术合修",突出了养形的主导地位。金元时期的全真教时已明确地提出了"性命双修"的命题。另外,通过引儒入道,后期道家还弥补了先秦道家社会因素养生思想的不足,开始强调养生与入世相结合、重视修养世俗的道德。在葛洪"藉众术之共成长生"这种"众术合修"思路的影响下,道家养生形成了复杂而庞大的道家养生法体系。

佛家的修身养性观

佛学诞生于印度,汉时经西域传入中土,魏晋以后,佛学广为流传,被中国固有的文化吸收与融合,成为中国传统文化的重要组成部分。中医学植根于传统文化,是在多学科的基础上融会贯通形成的独特理论体系。佛学东渐必然对以中国传统文化为依托的中医学产生深远的影响。佛教在情志养生方面有着相应的理念与方式,如《教乘法效》认为,有"八万四千尘劳"就有"八万四千种对治法门"。《大乘义章》则提出了六种对治方法:不净观、慈悲观、因缘观、数息观、念佛观、空观等,其具体方法与现代身心疗法相似。佛教还强调修心,采用神秘的内省似的证悟,从日常生活做起,礼拜、忏悔、唱诵、打坐、念佛、看护病人等,都具有防治疾病

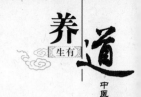

的功效。

明代江瓘《名医类案·癫狂心疾》中载有用佛教哲理治疗心疾一例：邝子元因失宠于朝廷，无聊之至，郁而成心疾。病发时，昏聩如梦，或发谵语。病不发则一如常人。后真空寺老僧用佛教哲理分析了过去、现在、将来三种妄念，劝他抛弃"幻心"，离开苦海，参禅定坐，扫空欲念，形成"觉心"，则心疾可自愈。邝子元接受老僧规劝后，通过这一套澄心静默的办法，一个多月就治愈了他的心疾。

台州僧处理中年病目，常持诵大悲咒，梦观音传授法偈，令每旦咒水七遍或四十九遍，用以洗眼。凡积年障翳、近患赤目，无不获痊。处理跪受而寤，悉而记忆如说，诵行之不逾时，平愈。寿至八十八岁。其偈曰："救苦观世音，施我大安药，赐我大方便，灭我愚痴暗。贤劫诸障碍，无明诸罪恶，出我眼室中，使我视物光。我今说是偈，洗忏眼识罪，苦放净光明，愿观微妙相。"佛教中的心理调节，精神卫生思想极为丰富，甚至可以说它自成一套体系，凡人可借用这些具体的方式来修性养生。其具体方法如下：

✱ 明心见性

佛家讲求明心见性，即先养心，再养生。佛家认为养心才是养生的根本，心养好了，身就好了。若从中医的角度而言，身与心必须协调，佛家的修习禅定就是调心、养心的过程，使身与心达到调和的过程。佛家的修心主要是通过去除烦恼、与人为善、静心等途径来实现，这是佛家养生要旨。

佛家认为心即是一切法的根源，包含一切喜怒哀乐。也就是现代所说的心理精神状态，而养心即是通过各种修身养性的手段，努力使自己保持心理健康，精神愉悦，保持昂扬向上的精神状态。佛家的"超脱"是养心，对人对事能想开，保持好心情，开开心心地过日子；佛家的"淡泊"是养心，把充满诱惑的世界关在窗外，远离名利，恬淡寡欲，不追求虚妄之事，保持一种宁静的心态；佛家的"宽容"是养心，海纳百川，人的胸怀宽广，凡事多多宽容，发现生活充满阳光，世界充满爱意。

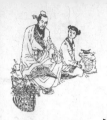

✳ 参禅静心

佛家的参禅静心对于养生大有禅益。佛家参禅讲究的是气息的专注和心灵的静定，调身、调息、调心，把心调好，身与息自然和平顺畅。具体方法如：修禅静坐，可以收摄妄心；戒酒远色，可以清净染心；去贪离欲，可以修养真心；诵经研教，可以警惕恶心；守道悟理，可以见性明心。宋代著名文学家苏轼，把佛教的入静作为主要养生方法，他经常静坐以修身，静坐时还经常吞吐唾液以强健体魄。他在《上张安道养生诀》中道："每夜以子后披衣起，面东或南。盘足，叩齿三十六通。握固闭息，内观五脏，肺白、肝青、脾黄、心赤、肾黑。次想心为赤火，光明洞彻，下入丹田中。待腹满气极，即徐出气，候出入均调，即以舌接唇齿，内外漱炼津液，未得咽下。"明代洪应明的《菜根谭》道："静中念虑澄澈，见心之真体；闲中气象从容，识心之真机；淡中意趣冲夷，得心之真味。观心证道，无如此三者。这就是所谓的"宁静淡泊，观心之道"。

✳ 茶道人生

由于不同的文化背景，中国的茶文化形成四大流派，贵族茶道生发于"茶之品"，旨在夸示富贵；雅士茶道生发于"茶之韵"，旨在艺术欣赏；禅宗茶道生发于"茶之德"，旨在参禅悟道；世俗茶道生发于"茶之味"，旨在享乐人生。僧人饮茶历史悠久，因茶有"三德"，利于丛林修持，因此有"茶道出自禅宗，为僧人所行"之说。

茶于养生最大的价值，是养性。中国对养性与养气的重视，远甚于对身体是否健康的重视。养性为本，养身为辅，修养性情好，才是真正的养生目的。茶道与中国养生，是一种内在的认同和本质的联系。茶可使人健康长寿，"茶圣"陆羽活了72岁，"茶僧"皎然活了81岁，"五十斤茶"和尚活了130多岁，"不可一日无茶"的乾隆天子活了88岁，"尝尽天下之茶"的袁枚活了82岁，女茶人冰心活了99岁。另外，根据现代医学、生物学、营养学等对茶的研究，凡调节人体新陈代谢的很多有益成分，茶叶中大多具备。茶能抗癌、防朽迈，能促进人体生理活性。目前已分析

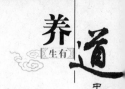

出茶叶中含各种营养素达 600 多种,包括生物碱类、茶多酚类、矿物质、维生素、蛋白质与氨基酸类等。

茶的心理功效成为保持人身心健康的灵丹妙药,回归自然、亲近自然是人的天性,茶是对这份天性的最好满足。"品茶者,独品得神",一人品茶,能进入物我两忘的奇妙意境。两人对品"得趣",众人聚品"得慧"。对于凡人而讲,"茶道"是一种以茶为主题的生活礼仪,也是一种修身养性的方式,它通过沏茶、赏茶、品茶,来修炼身心。周作人先生对茶道的理解十分准确:"茶道的意思,用平凡的话来说,可以称作为忙里偷闲,苦中作乐,在不完全现实中享受一点美与和谐,在刹那间体会永久。"我们可以从"饭后三碗茶"来体会一下"和尚家风",从而品茶之幽趣,感养生之智慧。

在中国传统的儒家文化和道家文化中,蕴涵着丰富的情志养生思想。自汉代以来,佛教传入我国,其丰富而精深的精神养生方法也为历代养生家推崇。儒、道、释思想相互交融、互为补充,共同构成一个人完整而丰满的心灵世界。儒、道、释互补是中国传统文化的基本特征,中医的情志养生反映了儒、道、释学说互补的文化机制,相生相融,相辅相成。道家、佛家与儒家在心理和谐思想的表达上是"一阴一阳,互为表里",这与当代心理学提倡的身心健康理论是一致的。儒家思想崇尚道德修养和承担社会责任,重视内省,见贤思齐,自我磨炼。儒家认为,无论身处顺境、逆境或常境,都能正常发挥自己应有的潜能和智慧,处理好各种意料之中和意料之外的事情,使身心不受到伤害。孟子所谓:"天将降大任于斯人也,必先苦其心志,劳其筋骨,饿其体肤,空乏其身,行拂乱其所为,所以动心忍性,增益其所不能。"这业已成为人们自觉提升精神品质的座右铭。道家基于形神统一的生命观提出了"性命双修"的养生原则。性指心性,命指身体。就是既要通过身体锻炼优化人的生理功能,又要通过心吐修养净化人的灵魂,这种养生可以缓解个人焦虑情绪,减轻心理压力。佛家的修身养性,专注于人的内在心灵,它不刻意强求养生功效,讲求明心见性,达到身与心调和统一的理想状态。

林语堂在《吾国与吾民》中道:"所有的中国人在成功时是儒家,失败时是道家。"儒家强调有为和积极进取,道家强调无为和顺应自然,佛家强调修心和宁静淡泊,三者互为补充,共同构建了中国古代理想的人格。中国古人在情志调理过程中,往往将儒、道、释三家的思想综合起来,对外提倡儒家思想,对内强调道家、佛家思想。在道家、佛家,心理健康的人是自然人;在儒家,心理健康的人是社会人。道家的健康观重视怎样与大自然和谐相处,佛家的健康观重视个人的修为与内心小宇宙的融合,而儒家的健康观则重视怎样融入社会与他人和集体和谐相处,以培养健全人格。总而言之,儒家的"以德养生",道家的"清静无为",佛家的"修身养性"为中医情志养生在社会伦理、心理及哲学层面做了充分的准备。中医情志养生的系统理论建构最终由中医经典著作《黄帝内经》完成。

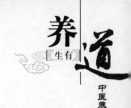

第二章 认识中医情志养生

什么是"健康"？古人已经对健康有了明确的定义，"体壮为健，心怡为康"，意思是说身体强壮是"健"，心情舒畅是"康"，健康的含义包含了生理与精神的两个层面。现代医学研究也证实心理因素对机体的健康有明显影响，心胸豁达，性格开朗的人其神经内分泌调节系统处于最佳水平，免疫功能也处于正常状态。在现代社会，人们却对健康长寿的认识有偏差，认为没有病就是健康，认为生、老、病、死是生命的必然里程，普遍觉得年纪大了、老了，就要生病，病多了，病久了必然走向死亡，年老与生病成为不可分割的必然联系。在远古时代，人们却不知病为何物，能够寿终而正寝。《黄帝内经》中说："上古之人，春秋皆度百岁，而动作不衰"，上古社会的人们大多可以"无疾而终"，上古之人懂得养生的道理，他们饮食有节制，作息有规律，不妄劳作，精神平和，这样可以健康到老，百岁之后无疾而终。那么，人们如何可以保持精气充沛，做到无疾而终？中国传统医学在这方面有着独到的见解。

中医之道与情志养生

�֎ 上工治未病

作为中医学的经典著作，《黄帝内经》主张养生、摄生、益寿、延年，提出了"治未病"的中医养生观。《素问·四时调神大论》道："是故圣人不治已病，治未病，不治已乱，治未乱，此之谓也。夫病已成而后药之，乱已成而后治之，譬犹渴而穿井，斗而铸兵，不亦晚乎？"它的意思是说好的医生治病,是能够在病情还没有发展到某种状况时,他就已经能掌握病情,配合早期治疗,或刚要发生于萌芽之时就歼灭于无形,预防病情的发作。如果等疾病已经形成才去治疗,就像渴了才去打井,战争发生后才想到去打造兵器,不是太晚了吗?

相传魏文王曾问医于扁鹊,魏文王问道:"你们家兄弟三人,都精于医术,到底哪一位最好呢?"扁鹊答说:"长兄最好,中兄次之,我最差。"文王再问:"那为什么你最出名呢?"扁鹊答:"长兄治病,是治于病发之前,由于常人不知就里,所以无法传名。中兄治病,常治于病情初起之时,常人以为他只能治这些轻微的小病,故名气只及于乡里。而我是治病于严重之时,常人都看到我在经脉上穿针放血,就以为我的医术高明。其实只有我们知道,长兄的医术才是最高的。"到了唐代,药王孙思邈又把《内经》的"治未病"发展为"上工治未病,中工治欲病,下工治已病"。中医的"治未病"蕴含着丰富的养生内涵,其养生文化注重研究社会、心理变化对人的影响,着眼于提高人们的身心健康。中医重视调神摄生,认为调摄精神可以保养真气,延缓衰老,"志意和,则业神专直,魂魄不散,悔怒不起,五脏不受邪矣"。保持身心健康的第一要务是要做到"防重于治,未老先养",中国古代的长寿者大多遵循这样的养生原则,他们遵循自然规律,顺四时而适寒暑;他们调摄精神,和喜怒而调刚柔。

几千年前,古老的中医文化总结出了健康保健的三个层次,具有明显的现代预防医学意义。目前,我国的亚健康人群不断增加。据相关数据显示,我国人口中只有15%属于健康人群,亚健康人群超过9亿人。在全国16个省、直辖市(百万人口以上的城市)中,平均亚健康率达到64%,其中北京达到75.31%,上海73.94%,广州73.41%。疾病的年轻化现象不断加剧,二十多岁的年轻人就患有颈椎病、腰椎病,心脑血管疾病、高血压、高血脂等。随着疾病病谱的变化,现代医疗预防体系面对的不仅是传染病,更主要的将面对高血压、心脏病、糖尿病、癌症等慢性病。现代医学和现代预防医学对于慢性病的防治手段是有限的,需要中医养生观念的渗透,需要中医情志养生方法的参与。

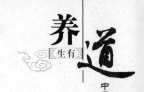

❋ 心主神明

自古以来,心主神明是中医基础理论的重要内容之一。现代科学认为,大脑主宰了人的思维。但是中医学认为人的精神、意识、思维活动归属于五脏,更主要与心的生理功能相关。《素问·灵兰秘典论》中有"心者,君主之官,神明出焉"。从中医的角度而言,心为神之主,脉之宗,起着主宰生命活动的作用。心的生理功能主要有两方面:一是主血脉,二是主神志。

《列子·汤问》曾记载过战国初期的扁鹊为鲁公扈和赵齐婴换心的故事。病人公扈、齐婴二人一同求治于扁鹊,药到病除。而后扁鹊对二人说:"你二人先前所患之疾都是外邪入侵脏腑,所以用药有效。我看你二人还有一病是与生俱来,随体而长,此先天之病,服药无功,今我为二人根治之如何?"二人请扁鹊详为说明。扁鹊道:"公扈生来长于心计而缺少勇气,所以遇事虽谋略周详却难以付诸实施,齐婴生来勇气有余而谋略不足,所以遇事缺少详备的计划,虽全力以赴而往往受挫,这就是你们二人都难以成就大事的主要原因,现在我想为你二人换易心志,那就两全其美了。"然后扁鹊就为公扈、齐婴二人作了换心易志术。这样,二人的形体容貌未变而思维性情却换了。公扈依齐婴的思维行事,齐婴照公扈的想法行动,甚至闹出一场笑话来。公扈直奔齐婴家,齐婴直奔公扈的家中,以致打起了官司,可是法官也难断此案,最后不得不请来扁鹊,扁鹊向他们解释了事情的缘由,这才真相大白。这则故事今天看来近乎荒诞,但却很直接地阐释了中医的"心主神明"之说。

现代医学报道也多次出现这种情况,中央电视台有一则心脏移植的报道。哈尔滨有一位男士,50多岁,做了心脏移植手术,非常成功。但是手术之后,性格完全变了,跟儿子抢衣服穿,各种生活习惯都变得非常年轻化。原来,给他移植的心脏是一个年轻人的。国外也有这样的报道,好莱坞一女星,做完心脏移植之后性情大变,变得喜欢喝酒,喜欢打架,因为捐出心脏的人是这样。国外研究表明,心脏中有一种记忆的物质没被发现,在移植时把前一个人的思维记忆带着移植过去了。现代医学研究显示,两千年前中医的"心主神明"理论是有价值的,只是科学手段还无法解释清楚。在中医"心主神明"理论的指导下,历代养生家都十分重视"养心",主张"养生先养心"。《寿世青编》"养心说"有言:"夫心者,万法之宗,一身之主,生死之本,善恶之源,与天地可通,为神明之主宰,而病否之所由系也。"

❋ 七情内伤

古代中医病因学将人身体致病因素分为三种,宋代陈无择提出:"千般灾难,不越三条""天之常气,冒之则先自经络流入,内合于脏腑,为外所因;七情人之常性,动之则先自脏腑郁发,外形于肢体,为内所因;其如饮食饥饱,叫呼伤气…金疮踒折,疰忤附着,畏压溺等,有背常理,为不内外因。"这就是中医病因学的"三因学说",七情内伤为身体致病的内因。"七情"即喜、怒、忧、思、悲、恐、惊七种情绪变化,是机体的精神状态。情绪变化对人体脏腑功能有着重要的影响,所谓怒伤肝,喜伤心,悲忧伤肺,思伤脾,恐伤肾。

1. 怒伤肝

中医认为怒为七情之首,对肝脏有一定的损害。怒则气上,怒动于心则肝应之,怒伤肝,致肝气骤逆,表现出暴怒急躁,眼突声高,或抽搐动摇,甚至突然昏厥仆地,不省人事等异常行为。现代医学实验证明,人在生气的时候,机体会分泌出一种叫"儿茶酚胺"的物质,它会作用于中枢神经系统,使血糖升高,脂肪分解加强,血液和肝细胞内的毒素也相应增加。因此,在《黄帝内经》中对"怒"所做出的的表述基本上都是负面的。作为一种负面情绪,怒对人体的伤害是显而易见的。《三国演义》中的周瑜,本是"雄姿英发,羽扇纶巾"的少年英雄,但容易发怒,被诸葛亮"三气"之下,大怒不止而死。中医认为调节怒气才能不伤五脏。

2. 喜伤心

俗话说:"笑一笑,十年少",喜则气缓,喜则气和志达,荣卫通利,可见,喜是一种正面向上的情绪。但是过度的狂喜,会致心气涣散,心神失

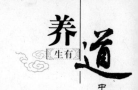

守,主要表现为精神情绪不稳定,时喜时泣,或喜极成狂或癫痫的行为异常,成语"得意忘形"是对过度狂喜的最好形容。清代医学家喻昌《寓意草》记载:"昔有新贵人,马上扬扬得意,未及回寓,一笑而逝。"可见,兴奋过度,过喜、暴喜、狂喜都不利于健康。

3. 忧伤肺

中医养生学认为,忧和悲是与肺密切相连的情志,人在极度悲伤时,可能会伤及肺。悲是人的心理预期不好、需求不可能得到满足、追求难以实现、愿望憧憬破灭、遇到生死离别或重大灾难时而产生的一种情绪。过度的悲哀,以致意志消沉,心神沮丧,肺气消耗,是谓"悲则气消";过度忧愁,损伤肺气,致使气机的治理调节功能失常,气聚而不行,故曰"忧则气聚"。"忧愁烦恼,使人易老","愁一愁,白了头",在《东周列国志》里就记载,伍子胥无计过昭关,一夜之间愁白了满头青发。悲伤的情志可表现为心境凄凉,无可奈何,多垂头丧气,愁眉不展,叹息不已,时泪涌而泣等。悲痛欲绝,可能会引起昏厥或突然死亡。容易悲伤的人,比其他人更容易得癌症或别的疑难重症。

4. 思伤脾

思则气结,思虑过度,则"心有所存,神有所归,正气留而不行,故气结"。思虑气结,最易伤脾,表现出嗜卧、倦怠、善叹息、喜静而不喜动,独避喧闹等行为表现。据《吕氏春秋》记载,齐闵王因为思虑过度,损伤了脾胃功能,以致积食内停,久治不愈。现代医学研究证明,长期从事脑力劳动的人,更容易患心脑血管疾病和消化道溃疡病,这与传统中医"思虑伤脾"的理论是一致的。

5. 恐伤肾

恐则气下,恐为肾志,若过于恐惧,肾气不固,气陷于下,精气内却,是谓"恐则气下"。惊恐之时气机收引于下焦,则胸中空虚,心失所养,表现出畏惧不安,如人之将捕,听闻微细响动则惶惶不可终日等。中医认为,恐惧过度消耗肾气,精气下陷不能上升,升降失调而出现大小便失禁、遗精、滑泄等症,严重的会发生精神错乱,癫病或终厥。另外,惊则气乱，突然受惊，以致心无所依，神无所附，而见如遇鬼怪，不知所措，或惊呼狂乱，披头散发，捶胸顿足，亦可见痴呆、僵仆甚不省人事等行为失常。惊与恐情绪相似，但是两者之间也存在区别，清代医家叶天士《临证指南医案》中将二者进行了对比："大凡可畏之事，猝然而至谓之惊，若从容而至，可以宛转思维者，谓之恐。是谓惊急而恐缓也。"可见，惊多自外来，恐常由内生。

由此可见，情志致病损伤五脏，《黄帝内经》指出："喜怒不节则伤脏"，说明情志不加节制会损伤脏腑功能，"怒伤肝，喜伤心，思伤脾，忧伤肺，恐伤肾"。而在临床上并非一情只伤一脏，而是会伤及人体的整个功能。《医学正传》指出："喜、怒、忧、思、悲、恐、惊，谓之七情，七情通于五脏：喜通心，怒通肝，悲通肺，忧思通脾，恐通肾，惊通心肝。故七情太过则伤五脏…"说明情志变动可以损伤内脏，其中首先是心，因心为五脏六腑之大主，为精神之所舍。

情志致病先伤神，后伤形。七情致病伤人，有别于外感六淫，六淫伤人多伤人形体，而情志致病，多先伤人神气。《素问·阴阳应象大论》道："喜怒伤气，寒暑伤形。"《彭祖摄生养性论》道："积怵不已，则魂神伤矣；愤怒不已，则魄神散矣，喜怒过多，神不归定；憎爱无定，神不守形；汲取而欲，神则烦；切切所思，神则败。"七情太过，伤人神气，多会导致人的精神异常，进而又可引起其他多种病理变化。所以，历代养生家都主张通过调摄情志，达到益寿延年的目的。

✳ 形神合一

"形神合一"是中医基础理论重要的学术思想之一。"形神合一"、"形与神俱"也是中医养生的重要观念，其主旨在于强调形体运动与精神调摄的统一，这是中医养生的主要特色。形，指形体，包括人体的脏腑、皮肉、筋骨、脉络及充盈其间的精血，形是一切生命活动之宅；神，指人体的精神意识思维活动，包括神、魂、意、志、思、虑、智等，神是人体生命活动的主宰。形神观认为神是形的产物，形是神的物质基础，两者既对立又统一。中医学提出"形神合一"，乃是强调形与神的密切联系的辩证

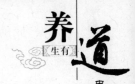
关系。

在《黄帝内经》里，岐伯答黄帝说："上古之人，其知道者，法于阴阳，和于术数，食饮有节，起居有常，不妄作劳，故能形与神俱，而尽终其天年，度百岁乃去。"这种通过科学的生活方式追求"形神合一"的思想是健康养生的最高境界。张景岳在《类经》中也说："形者神之质，神者形之用，无形则神无以生，无神则形不可活。"古代养生家认为，只有"形与神俱"，"形体不蔽，精神不散"，才能"尽终其天年，度白岁乃去"。故历代养生家均十分重视形神的保养，形神共养成为延年益寿的重要法则。

在中国人的心目中，数第一的"寿星"大约就是彭祖了，据说年寿长达八百。后人将他的养生之道整理成为《彭祖养性经》、《彭祖摄生养性论》传世。《彭祖摄生养性论》中载："神强者民生，气强者易火。柔弱畏威，神强也；彭怒骋志，气强也。…喜怒过多，神不归室；憎爱无定，神不守形。汲汲而欲，神则烦；切切所思，神则败"，可见彭祖的摄生理论，重点在于"神"字，主张要淡泊、和平以葆神。又如张湛《养生集·叙》载："养生大要：一曰啬神，二曰爱气，三曰养形，四曰导引，五曰言语，六曰饮食，七曰房事，八曰反俗，九曰医药，十曰禁忌。"《本草衍义》载"然保养之义，其理万计，约而言之，其术有三：一养神，二惜气，三堤疾"，均将养神放在养生的第一位。《养生类纂》道："太上养神，其次养形，神清意平，白节皆宁，养生之本也。肥肌肤，充腹肠，开嗜欲，养生之末也"；《养生类纂》引《云岌七签》"夫人只知养形，不知养神；不知爱神，只知爱身。不知形者载身之车也，神去则人死，车败则马奔，自然之至理也。"《胎养经》载："神去离形谓之死…神行则气行，神住则气住，若欲长生，神气相往。"《寿世保元》载诗"惜气存精更养神，少思寡欲勿劳心。"均强调了养神的重要性。可见，在"形神合一"理论的指导下，养生家更重视"神"的调摄与保养。

人体疾病的发生多由伤"神"引起，所以预防调摄中的关键问题便是养"神"，所谓"粗守形，上守神"。中医学所提倡的"治未病"问题，并非仅仅是落实在形体上的预防，而应当注重的是对"神"的养护。因此，自《黄帝内经》开始，养生家首重养神，养神的基本理念已经根深蒂固。晋代养生家嵇康在《养生论》中载:"…由此言之,精神之于形骸,犹国之有君也,神躁于中,而形丧于外,犹君昏于上,而国乱于下也",可见嵇康养生的具体方法,重在养神。形神合一理论内容丰富,是祖国医学理论的基石,蕴涵着人类生命科学的重要原理。现代医学模式正从生物医学模式向生物-心理-社会模式转化,而形神合一理论正反映了这种模式的特点,也是古老的中医学与现代医学相交融的最佳结合点。

现代医学已经证实,目前人类疾病有半数以上是由不良情绪引起的。在我国,这几年由于竞争激烈,人们承受的精神压力增大。许多人日夜辛劳,长期处于精神紧张状态,多闷少乐,心火旺盛,烦躁失眠,体质下降。众所周知,精神长期紧张是引发高血压的重要原因;而高血压又是引发动脉硬化、冠心病、中风、心肌梗死、尿中毒的主要原因,长期的精神紧张也使心理疾病随之上升。据统计,仅在上海一地,1 300万人口中,就有各种精神、心理障碍症患者75万人。上海的精神病率十年间从12.22%上升到16.39%。因此,专家指出21世纪的健康主题是心理养生,即从调整心理状态入手,达到抗病防病、延年益寿的目的。许多人只知道服用营养品、保健品,却不懂得"养身必先养神"的道理。

近几年,在国外出现了一种"沉思疗法",其实就是一种以养神为主的方法。美国哈佛大学医学专家伯特·本林认为:"一个人身心过分紧张,会减弱体内免疫系统的功能。沉思默想带来完全松弛,会减缓身体的紧张。是预防和治疗的有效方法。"美国耶鲁大学医学院外科医生塞格尔说:"沉思默想是松弛思想的行动,这种行动可治愈和预防被视为绝症的艾滋病和癌症。"塞格尔医生证实,已经有几百名患者,通过沉思冥想治愈了疾病。中医情志养生的"养神"理念,即通过"存想"、"坐忘"、"养心性",达到性命双修、健康长寿的目的,与国外近年来出现的"沉思疗法"有着异曲同工之妙。

现代社会心理学的认同

在中国古代,历代养生家和医家都把精神修养作为养生长寿大法,

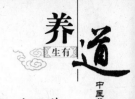

养生文献及医书记载了大量的调摄精神的论述。从《内经》开始，中医养生学倡导的"心身并治"蕴含着大量现代心理学的内容，值得深入探讨。现代社会心理学非常强调人的心理因素与生理因素的相互作用，认为情绪因素在疾病的预防及发生、发展方面起着重要作用。良好的情绪是人体内一种最有助于健康的力量。受到现代社会心理学的启发，中医情志养生理论得到了系统的发掘与整理。通过对中医的情志养生与现代心身医学的对比，可以更深刻地揭示出中医情志养生理念的特点。

✳ 治未病与亚健康

现代医学的发展方向是预防为主。中医学中的"治未病"理论，有着悠久的历史，其中的养生文化更是注重研究社会、心理变化对人的影响，着眼于提高人们的身心健康。保持身心健康最重要的要做到"防重于治，未老先养"的预防思想。《内经》提出："不治已病，治未病。"《淮南子》道："良医者，常治无病之病，故无病；圣人者，常治无患之患，故无患也。"医家以预防为主的养生思想在情志养生方面表现尤为突出。中医重视调神摄生，认为调摄精神可以保养真气，延缓衰老。"志意和，则业神专直，魂魄不散，悔怒不起，五脏不受邪矣。"调摄精神为治未病的第一要务。"智者之养生也，必须四时而适寒暑，和喜怒而安居处，节阴阳而调刚柔"，注意精神调摄，才能颐养天年。现代社会亚健康概念的提出承袭了中医"治未病"的基本思想。

亚健康概念的产生是现代医学对健康的界定与近代医学从局部结构与特异病因对疾病界定的结合。联合国世界卫生组织大宪章指出：人体健康除人在解剖生理上无病态表现以外，还必须在精神、心理上是健康的，并能圆满地适应社会生活环境的要求。这一论点开创了人们对健康与疾病的新认识。世界卫生组织将机体无器质性病变，但是有一些功能改变的状态称为"第三状态"，我国学者称之为"亚健康状态"。健康是第一种状态，患病是第二种状态，健康与患病是对立的两极。两极之间存在的"亚健康状态"有两种发展趋势，或者转化为健康，或者导致形形色色的疾病。中医的情志养生可以为处于"亚健康状态"的人们提供防微杜渐的措施,控制"未病"的发展趋势,达到人体内外环境与协调的和谐状态。

中医理论中"阴阳平衡即健康"的理念,为亚健康状态的调治指明了方向。中医认为健康人应是平衡协调的有机体,《素问·生气通天论》有文:"阴平阳秘,精神乃治。阴阳离决,精气乃绝。"这里的"平"与"秘"均指平衡,以阴阳为纲指出平衡是"精神治"即身心健康的根本。临证做到"谨察阴阳之所在而调之,以平为期"。中医的平衡观要求大家在方法选择上注意劳逸结合,平衡适度。例如喜可让人情志愉悦,血脉通利,但过喜则"气缓"。适量运动可促进血行,疏通经络,改善体质,增强机能,但过劳则伤津耗气。总之,要"法于阴阳,合于术数,饮食有节,起居有常,不妄作劳"。以适合个体为度,以"阴阳平和"为法。

✳ 情志养生与心身医学

1992 年国际心身医学界权威人士指出:"世界心身医学要向中医学寻找智慧。"心身医学又称心理生理医学,是医学与心理学的交叉学科,主要研究心理与躯体相关的医学问题。现代医学模式由生物医学转向生物-心理-社会的医学模式,医学界对心理、社会因素对疾病的影响愈加重视。中医学虽然没有"医学心理学"、"心身医学"等名词,但是却有极其丰富的相关内涵。两千多年前的《黄帝内经》阴阳五行、心主神明、五脏情志等的论述形成了中医心理学理论思想的雏形,全面、系统、深刻地阐释了现代心身医学的诸多内涵。

中医学的基本特点是整体观念和辨证论治,为现代心身医学提供了深厚的理论基础。"形神合一"是整体观的基本内容之一。在中国传统哲学思想中,形神关系属于"存在与意识"的范畴,《管子·内业》道:"气道乃生,生之思,思乃知,知乃止矣。"意指气机是人生命活动的表现形式,有生命就有意识,有意识就能把握行为。又《管子·内业》道:"一物能化谓之神。"这里的"神"指的是智慧,辨证地表达了形与神的对应关系,即存在决定意识,意识又反作用于物质。中医的形神理论是中医学的基本学说,形即形体和体质,包括脏腑、经络、气血、津液、精、骨、肉、筋、脉、髓等及其生理活动。神是指人的理智、意识、思维、记忆等内在的精神活动及其外在表现，即通常所说的"七情五志"。《素问·上古天真论》道："法于阴阳，和于术数，饮食有节，起居有常，不妄作劳，故能形与神俱，而尽终其天年，度百岁乃去。"《黄帝内经》的"形与神俱"在于阐述心理与生理的对立统一，精神与物质的对立统一，从生理学角度出发，认为人的形体与精神，是一个不可分割的统一整体，形体产生精神，精神与形体有机结合，相伴相随，俱往俱来，俱生俱灭。

人的生命是父精母血媾和而成形体，得神则能生存，失神就会死亡。血、气、营、卫调和通畅地营运于五脏，产生各种生理功能（包括人的精神、意识、思维活动）就是"神"，"神"由心来具体主持，并且神中的魂魄等具体职能都完备、完善，才能成为真正的人。《素问·上古天真论》把这种血、气、营、卫、五脏等物质生成神、魂、魄，而魂魄等神又与形体相伴相随的关系，概括为"形与神俱"，形成了中医药学的"形与神俱"命题，确立了中医药理论的唯物主义形神观念。因此，中医情志养生，在《黄帝内经》形神共养理论原则指导下，确立了情志养生的内容与方法。后世医家在不断充实与完善《内经》理论的基础上，构建了完善的中医情志养生理论体系。

中医理论历来认为情志（心理、社会因素）与人体健康及疾病有着密切的关系，并把这种关系贯彻于防病、治病和养生的全部过程。这与现代心身医学和生物-心理-社会医学模式几乎是一致的。现代心身医学的病因观点（Weiner，1979）认为，一是"心理应激"对躯体疾病存在因果关系，二是某些人格变量及特殊行为对个体疾病有易感影响。《黄帝内经》七情致病理论就是以生命活动的整体观为指导思想，认为人体的生理、心理活动及与外界环境之间动态系列的平衡遭到破坏，就会产生疾病，为心理因素可致心身疾病。中医理论历来认为情志（心理、社会因素）与人体健康及疾病有着密切的关系，并把这种关系贯彻于防病、治病和养生的全部过程，真正实现了传统中医情志养生与现代心身医学的对话。

近年来，时代发展，生活节奏加快，社会压力增大，越来越多的人产生情志方面的失衡。大量研究和实践已经证实,越来越多的器质性疾病是由长期的精神因素所引起,如心脑血管疾病和恶性肿瘤等等,这些疾病已经严重威胁了人民健康和生命,同时耗费了巨大的人力、物力及财力。随着现代医学从生物向生物心理-社会-医学模式的转变,中医学中的情志养生越来越引起人们的重视,它将心理、身体、社会环境及自然环境各种因素巧妙地糅合在一起,它所包含的"治未病"的先进思想及深刻内涵广泛地应用于生活及医疗实践当中,大大地减少了人们疾病的发生和发展,为人类的健康作出了不可磨灭的贡献。

❈ 情志养生的基本精神

《淮南子》道:"太上养神,其次养形",养神置于养形之上。《内经》更是强调"精神内守,病安从来?",现代医学的进步更加证实了中医养生的"养神"重于"养形"的观念。人们在精神紧张不安时,血压升高,血液中的胆固醇含量也会增高;持续的精神紧张可使机体免疫力下降。相反地,愉悦的心情,可以调节大脑皮层,促进食欲,促进新陈代谢。总而言之,精神调摄可以起到治疗疾病、延年益寿的作用。中医治疗疾病的总原则是"整体观念"与"辨证论治",这一精神的核心主要是针对躯体疾病治疗而设立的。然而,中医情志养生理论的构建也是建立在中医"整体观念"与"辨证论治"的基本原则基础之上的。

1. 整体观念

整体观念是中医学的基本特点之一。所谓整体,即统一性、完整性与联系性。中医学强调,观察分析、研究处理事物时,必须注重事物本身与其他事物之间的统一性、完整性与联系性,这就是整体观念。

中医的情志养生有着极其鲜明的整体观思想,它注重从人与社会环境、自然环境的关系中进行综合调理。《三因方·脏腑配天地论》云:"人受天地之中以生,莫不禀二气以成形,是以六气纬空,五行丽地,人则默而象之。"可见陈言强调了人的自然属性,人的生命活动与天地自然的变化息息相关,深刻体现了中医学的整体观思想。"天地者,万物之上下

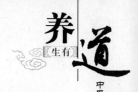

也"，"天有四时五行，以生长化收藏，以生寒暑燥湿风。人有五脏化五气，以生喜怒悲忧恐"。天地万物之间是相互影响，相互作用，相互联系，相互依存的，而人类的养生正是在这个万物一体的环境下进行的。因此，中医调理疾病，就是通过协调内外阴阳的平衡、协调脏腑之间的平衡，最终达到病愈。

中医的整体观在情志养生中的具体应用是建立在"形神合一"理论基础上的。在情志致病的过程中，情志调摄是其首选，一旦情志因素引发躯体病，就要针药治病与精神调理互相配合，"形神共养"，"心身并治"，达到心身的协调平衡。精、气、神是构成人体正常生理活动的基础，但三者之间不是孤立存在的，而是互相作用、互为因果的一个整体，所谓"形归气，气归精，精归化"。在中医整体观理论的影响下，历代医家创制了诸多情志调摄方法，如以情胜情、移情变气、言语开导、针刺调气及方药辅助等方法，对情志病从整体上进行综合调治。

中医的整体观在情志养生中，还表现在重视人与社会的统一观。人是自然的人，又是社会的人，影响健康和疾病的因素，既有生物因素，又有社会和心理的因素。中医学从"天人相应"和"七情六欲"等观点出发，从人与社会的关系中去理解和认识人体的健康，突出强调了社会因素对人的情志所发生的作用。中医学的情志养生模式把生物、心理、社会诸内容融为一体，全面认识它们之间的相互关系，弥补了生物医学模式的内在缺陷，在当代医学模式演进过程中，将会发生更大的作用。

2. 辨证论治

辨证论治，是中医认识疾病和治疗疾病的基本原则，是中医学对疾病的一种特殊的研究和处理方法。中医的情志调摄，根据复杂多变的临床实际，随机应变，没有一成不变的固定模式。辨证论治在情志养生上的具体表现是"因时制宜"、"因人制宜"。中医学强调，养生要根据自然环境、社会环境、时间、季节、人的体质、人格、年龄、性别等不同的因素来对具体情况进行具体分析，以制定出适宜的养生方法。

首先，人的心理变化受到季节、气候、地域等环境因素的影响。中医养生认为人与自然的关系，是人与"四时六气"的关系。春生夏长秋收冬藏，是生物顺应四时变化阴阳消长总的规律，故情志养生必须顺应四时变化，如《素问·四气调神大论》中指出："生而勿伤，予而勿夺，赏而勿罚"，"春夏养阳，秋冬养阴"。在万物始生的春季，生机盎然的夏季，精神调摄要相应于万物蓬勃的生机；在万物收藏的秋冬季节，精神调摄就要相应于护养阴精。所以情志养生要做到"因时因地制宜"。其次，情志养生还要"因人事制宜"。不同的年龄阶段有不同的养生方法，小儿处于生长发育阶段，为"稚阴稚阳"之体，病情变化较快，但思想单纯，不需太多的精神调治。中年人工作压力大，情绪变化起伏跌宕，病情复杂，精神调治方法尤为重要。《养生延命录》指出，中年人养生要"静神灭想"，不要过分劳神。老年人生机减退、气血衰弱，情感活动趋于稳定平和，精神调理重在排解孤独忧愁。《内经》认为人的人格形成与体质紧密相关，根据人体阴阳的多少，结合个体的行为表现，心理性格及生理功能将体质分为太阴、少阴、太阳、少阳及阴阳和平五种类型。中医的辨证论治充分认识到个体差异与整体因素，对其病因病机给予合理的解释。按照体质与人格心理特征施治，还要注意到不同年龄、不同性别的个体差异。

总而言之，作为独特的知识体系，中医的情志养生涵盖了人文与自然学科的基本内容。中医治疗疾病的总原则是根据整体观念与辨证论治的基本理念制定的，是临床和处方用药可遵循的普遍规律。整体观念与辨证论治也是中医情志养生的基本精神。

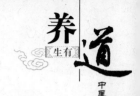

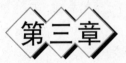

第三章　中医情志养生的基本方法

从《黄帝内经》开始，中医学就把养生防病作为主导思想，所谓“圣人不治已病治未病。”在现代社会，“治未病”的医学理念将推动以疾病为中心的生物医学模式，向以人的健康为目的、实现个体化诊疗的新医学模式转变。中国灿烂的养生文化恰恰是中医学“治未病”理念的真实体现。养生之所谓“生”，即生命、生存、生长之意；所谓“养”，即保养、调养、补养、护养之意。养生包含两方面内涵，一是如何延长生命的时限，二是如何提高生活的质量。总而言之，在中医基础理论的指导下，中医养生学提出了形神共养、协调阴阳、顺应自然、饮食调养、谨慎起居、和调脏腑、通畅经络、节欲保精、益气调息、动静适宜等一系列养生原则，而调摄精神居众多养生方法之首位。在现代社会，调摄精神实质就是心理养生，用心理养生实现心理健康，由心理健康达到身体健康，最终实现享有天年的愿望。

未病先防的精神调摄法

人如何才能让精神处于最佳状态，保持积极乐观情绪，达到心身的健康状态？中医情志养生方法为我们提供了诸多途径。

✲ 养生先养德

儒家主张“大德者必得其寿”，“仁者寿”，这一观点强调了修身养性与长寿是相辅相成，互相统一的。通过道德的不断提升，使人处于一种良好的、愉悦的心境，是精神调摄行之有效的方法。儒家的这种思想，对

古代医学产生了重大影响，许多医家都以养德为养心，以养心为养身的重要方法，正所谓"养生之道，莫大于养德"。

《内经》论养生，有着明显的儒家伦理主义倾向，讨论了道德在情志养生中的意义。《内经》以阴阳和平之人为君子，道："阴阳和平之人，其状委委然，随随然，颙颙然，愉愉然，旋旋然，豆豆然，众人皆曰君子，此阴阳和平之人也。"在儒家思想里，"君子"一词具有德性上的意义。"君子之道者三，我无能焉。仁者不忧、知者不惑、勇者不惧。""君子"是儒家理想化的人格，《内经》描述的君子，同样展现的是一个修身立德，品格高尚的人。《内经》认为"德全不危。"修德之人，阴阳平和，气血和顺，故能度百岁而不衰。

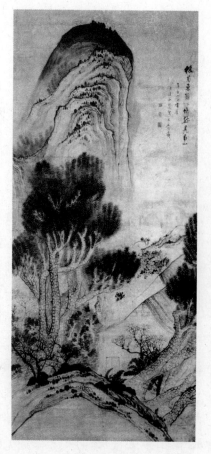

东篱采菊图

历代养生家都以养德为养生之本，晋时养生家葛洪道："若德行不修，但悟方术，皆不得长生也。"又明代养生家高濂道："君子心悟躬行，则养德、养生兼得之矣。"现代医学研究表明，道德修养与人体健康存在着必然联系。美国著名心血管专家威廉斯博士从1958年开始对225名医科大学生进行跟踪观察，25年后，发现其中敌视情绪或性格较强的人，死亡率高达14%，而性格随和的人死亡率仅为2.5%，心脏病患者中恶人竟是善良人的5倍。医学研究表明，一个有道德修养的人，正直、纯朴、善良、胸襟坦荡、志存高远，不被外物羁绊，不被欲望左右，心态平衡，情绪稳定，良好的精神状态，可使脏腑各器官"同舟共济"，功能得到充分的发挥，从而增强机体的免疫力和对疾病的抵抗力，促进身体健康。道德水平可以通过不断的个人修养加以提高。

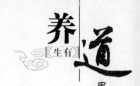

1. 性善

"性善说"，是战国时期的思想家孟子提出的一种人性论。按照通俗的说法，性善，就是心地善良，爱做好事。唐代孙思邈在《千金要方·道林养性》中提出养德的具体方法为"善言勿离口，乱想勿经心"。唐代医家孟诜亦在《食疗本草》中说："口有善言，又当身行善事。""若能保身养性者，常须善言莫离口，良药莫离手。"明代御医龚廷贤在《寿世保元》中强调"积善有功，常有阴德，可以延年"。他们都认为追求健康长寿者，首先应从修身养性做起，平日应多说好话多行善事。古人所谓"厚德载福"，就是这个意思。多做好事，本身就是利人利己，会给自己带来精神上的愉快，有利于身心健康。

2. 寡欲

养德须得寡欲。古代不少医家提倡节制欲望，并以此为养生之理论依据。孟子倡导"养心莫善于寡欲"。晋代葛洪也非常重视节嗜欲、保性命的养生原则。他说："且夫善养生者，先除六害，然后可以延驻于百年。一曰薄名利，二曰禁声色，三曰廉货财，四曰损滋味，五曰除佞妄，六曰去沮嫉。六者不除，修养之道徒设耳。"

到了两宋时期，理学盛行，主张"存天理，灭人欲"，对医学也产生了深远的影响，寡欲养德之说在宋元以后颇为盛行。宋代医家朱震亨认为人之所以病，皆因"情欲无涯"，他以存养道德本心为防病的有效手段，从理欲关系出发，作《饮食》、《色欲》二篇。明代万全亦将"寡欲"视为养生第一要务："夫寡欲者，谓坚忍其性也；…坚忍其性则不坏其根矣。"

3. 知足

老子在《道德经》中道："祸莫大于不知足，咎莫大于欲得，故知足之足，常足矣。"知足常乐，珍惜自己拥有的，才能真正地做到健康快乐。唐代诗人白居易《寄张十八诗》："饥止一箪食，渴止一壶浆，出入止一马，寝兴止一床…胡然知不足，名利心惶惶。"明代养生家高濂在《遵生八笺》中也说："知足不辱，知止不殆。"知足者才能常乐，才能经常保持一种愉快的心情，乐观者可长寿。

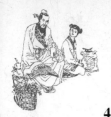

4. 忍让

宋代医家陈直在《养老奉亲书》中说:"百战百胜不如一忍,万言万当不如一默。"明代龚廷贤在《寿世保元》更明确指出:"谦和辞让,敬人持己,可以延年。"忍让,敬人持己可以免除神形受伤,从而获延年之效。忍让主要是忍怒。凡事能忍的切不可轻易发怒,即使为"是可忍孰不可忍"的愤怒也必须适可而止,不可过度。在矛盾激化时,要冷静,不要火上加油,"省一句口,免一时恼"。清代著名养生家曹廷栋在《老老恒言》中说,遇到急事,即使你再急躁,也是无济于事的,应当以一"耐"字处之,百事自然就理,血气既不妄动,神色亦觉平和,可以养生兼养性。

伯夷、叔齐二人耻食周粟,采薇而食,饿死首阳山。二人抱节守志的高尚情怀成为中国古代士人追求的人格典范。

道德修养、陶冶性情、驾驭情绪是养生保健的重要措施。当然,作为医家与道德家最大的区别就在于他们不是片面地追求道德完善,而是强调养德是为了养身,养身是养德的基础。明代王文禄说:"养生贵养气,养气贵养心,养心贵寡欲,寡欲以保元气,则形强而神不罴。"强调远房室、绝嗜欲,目的在于养性命,保养元气,使身体强壮,精力充沛。

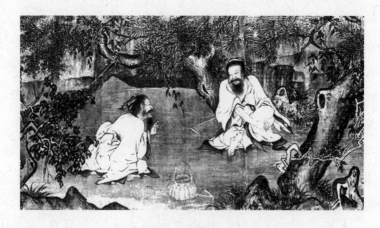

采薇图

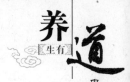

✻ 养生先养神

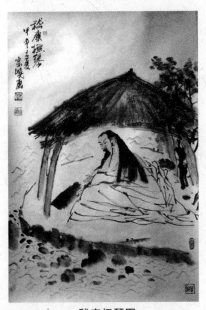

嵇康抚琴图

虚静养神的养生理念源自先秦时期的老庄哲学。老子在《道德经》中指出：静为躁君。他极力主张致虚极，安静笃，尽量排除杂念，使内心空虚不杂，使神气静而不躁。庄子更是提出了"恬淡寂寞，虚无无为"才是"天地之平，而道德之质也"的观点。庄子认为静和无为便能达到长寿的境界。《黄帝内经》继承了老庄的哲学思想，从医学的角度提出了虚神防病的思想。《素问》曰："恬淡虚无，真气从之；精神内守，病安从来？"又曰："静则神藏，躁则消亡。"《内经》认为人的思想安静，神气内持，则邪气不能侵害。后世医家、养生家都极力主张虚静养神，清代养生家曹庭栋《养生随笔》直接提出"养静为摄生首务。"现代生理学研究证实，人在入静后，生命活动中枢的大脑又回复到人的儿童时代的大脑电波状态。但是真正做到精神的安静是极其不容易的，"心如猿，意如马，动而外驰，不易安定。"如何能做到"静以神藏"？晋代养生家嵇康在《养生论》中集中探讨了虚静养神的要义：

清虚静泰，少私寡欲，知名位之伤德，故忽而不营，非欲而强禁也。识厚味之害性，故弃而弗顾，非贪而后抑也。外物以累心不存，神气以醇白独著，旷然无忧患，寂然无思虑，又守之以一，养之以和，和理日济，同乎大顺。

嵇康的"养生论"不是从生理上的长寿角度出发，而是以人格独立为前提，抗拒外界的物质诱惑，保持心灵的纯洁。"虚静"作为人的内在生命力自我提升的有效手段，为后世大多数养生家所接受。"虚静养神"理论更注意人的意念守静、恬淡虚无，在尽可能排除内外干扰的前提下，最大限度地逼近生命活动的低耗高能状态，以便从根本上改变人体内部组织器官的不协调状况，达到却病延年和发挥人体内在潜能的目的。后世养生家从生理、心理的角度提出了多种有效的虚静养神的措施。

1. 抑目静耳

耳目是人体接触外界刺激的主要渠道。人生活在社会中，人事相处，耳目所触，都会反映到大脑里，影响心神。故目清耳净，则神气内守而心不劳；若目弛耳躁，则神气烦扰而心不宁，皆将伤身损寿。老子道："五色令人目盲，五音令人耳聋。"乱视杂听，则耗伤神气。唐代孙思邈在《千金方》中主张"耳无妄听"。所谓"妄听"，就是不加区别地去听那些扰乱心境的声音。但是人生在世，目不可以不视，耳不可能无听。所以善养生者，不会为了满足私欲而乱视妄听。若能如此，就能耳目清静，神气安宁。

2. 神用专一

用神宜专不宜杂。清代养生家曹廷栋在《老老恒言》中道："用神时戒杂，杂则神气分散，神分则易劳。"从养生学的角度而言，只有专心地致力于某一件有益的事情，或某一项事业，才能达到"志定神凝"的境界。神用专一是保持思想清静的一剂良方，可以防病治病，延年益寿。

3. 多练静功

静功是气功的一种，包括练意和练气两方面的内容，相当于古代的静坐、吐纳、调息、服气等方法。静功是儒、道、释观照外物、修身养性的主要方法。宋明理学家特别推崇"虚静"的养神之道。朱熹提倡"半日静坐，半日读书。"程颐道"见人静坐，便叹其善学。"明代理学家陈白沙提出"为学须从静坐中养出个端倪来，方有商量处。"养生家所提倡的静功，也是以静神调气来达到调摄精神，益寿延年的目的。

《内经》道："呼吸精气，独立守神。"认为把握真气的运化，使精神内守，形体合一，精、气、神保持协调平衡，便自享天年。《养生四要》道："人之学养生，日打坐，日调息，正是主静工夫。但要打坐调息时，便思要不使其心妄动，妄动则打坐调息都只是搬弄，如何成得事。"静功是以静神

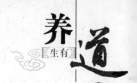

和调气为主要目的的一种锻炼方法,而静神又是气功锻炼的前提和基础。因此,常练静功有清神静气的作用。

❋ 养生先养心

历代养生家都认为"养心重于养身",唐代药王孙思邈认为"安心是药更无方",强调了养心的重要性,提出了"十二少"的养心真谛与"十二多"的丧生之本。"十二少"即"少思、少念、少事、少语、少笑、少愁、少乐、少喜、少好、少恶、少欲、少怒",十二多即"多思则神殆,多念则志散,多欲则志昏,多事则形劳,多语则气亏,多笑则脏伤,多愁则心摄,多乐则意溢,多喜则忘错混乱,多怒则百脉不定,多好则专迷不理,多恶则憔悴无欢"。俗语有云:"百病皆可从心医,养病定要先养心。"心是身体的指挥官,不仅指在生理上心脏对全身器官起着中心的作用,还指人的心情和情绪是影响身体健康的重要因素。因此,要学会做到心理平衡,学会善于管理自己的情绪。

1. 养心要宽心

"世界上最宽阔的东西是海洋,比海洋更宽阔的是天空,比天空更宽阔的是人的心灵。"天地的广阔也比不上人的心灵,心胸宽广的人既可以救赎自己,又可以惠及他人。孔子所说的"己所不欲,勿施于人"就是这个道理。宽心是一种境界,"宰相肚里能撑船";宽心是一种品格,"心底无私天地宽"。宽心是一种爱,宽心更是一种智慧,是不生病的智慧。

一般来说,心胸豁达的人很少生气,而心胸狭窄的人往往会斤斤计较,心理处于紧张和愤怒的状态。这种生活状态不利于心身健康。从养生的原理来说,人体的很多疾病都和情绪有关,心胸狭窄往往容易导致生闷气,对脉象和血液流动有很大影响;心胸宽阔,气血运行流通正常,气血调和不易生病。中医认为"怒则气上",经常生气会伤及肝脏,肝气郁结则气机不利,则不思饮食。因此,我们在生活中凡事要放宽心,让自己提得起放得下,让自己年轻,延缓生理和心理的衰老期。

2. 养心要常笑

俗话说"笑一笑,十年少",笑一下可以年轻十岁,可见笑有着神奇的力量。笑是人类良好心境和美好情感的外在表现，笑可以使人精神舒畅、躯体健康和延缓衰老。笑有利于消化、循环和新陈代谢。笑是一项有益身心的健身运动，一次微笑会牵动全身17条肌肉，一次捧腹大笑的健身作用胜过15分钟的体操。现代医学表明，常笑对人体有十大好处：

(1) 增加肺的呼吸功能；

(2) 清洁呼吸道；

(3) 抒发健康的情感；

(4) 消除神经紧张；

(5) 有助于散发多余的精力；

(6) 驱散愁闷；

(7) 使肌肉放松；

(8) 减轻"社会束缚感"；

(9) 有助于克服羞怯心理；

(10) 笑能帮助人们适应环境，乐观地面对生活。

笑能让人的神经得到放松，心情开朗，在美国、印度等国家甚至出现了"笑疗"，由医院组织相关的病人在一起，由医生"教笑"，一次又一次带领病人大笑，临床效果非常不错，尤其对神经性病人、抑郁症病人更为有效。古代医书《证治百问》里说道："人之性情最喜畅快，形神最宜焕发，如此刻刻有长春之性，时时有长生之情，不惟却病，可以永年。"古往今来的长寿者，无不是笑口常开。明代有首《祛病歌》富有意味，歌道："人或生来血气弱，不会快活疾病作，病一作，心要乐，心一乐，病都祛。心病还须心药医，心不快活空服药，且来唱我快活歌，便是长生不老药。"这就是所谓的"快活祛病法"。所以，每天坚持面带微笑，让心情放松，让身体放松，自然身体康健，益寿延年。

3. 养心要平和

《养性延命录》道："养性之道，莫大忧愁，莫大哀思，此所谓能中和，能中和者必久寿也。"古往今来，由于情绪过度导致疾病甚至丧命的例子比比皆是。三国时期的夏侯杰被张飞一声怒吼吓得"肝胆俱裂，死于马

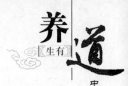

下"。范进中举之后,乐极生悲,竟患疯癫之疾。由此可见,如果突然受到剧烈的精神刺激或某些情绪的过度变化,超过了人体正常生理和心理所能调节的范围,便可导致疾病的发生。在现实生活中,喜怒哀乐无处不在,不能控制自己的情绪或经不起考验的人,容易引起疾病,或者使病情加重,能够控制自己的情绪,调节自己的心理,则会减少疾病的发生和发展。如《淮南子》所说:"神清志平,百节皆宁,养性之本也。"

平和的心态是一种"宁静致远"的境界。庄子有一个精彩的比喻:湖水平静的时候,能够映照万物,山水、人物、花鸟走兽,无不晶莹剔透。但是只要有一点风,便会波动混浊,什么都照不见了。人的精神犹如湖水,心静了才能神情安谧,思想明澈;心乱了则心神不宁,易怒伤神。中国哲学认为"过犹不及",讲究中庸之道,中国医学认为"阴阳平衡,此乃平人",讲究精、气、血调和。从中医养生的理论而言,人若不能保持安祥平和,则会逸躁、抑郁。嗔怒、忧思,可导致阴阳平衡失调,气血积滞,长此以往,变生百病。平和安详对人生、对社会都呈现为一种境界、一种哲学。平和安详的心境似乎平常,却又超妙,是身心健康的基础与源泉,如董仲舒《春秋繁露》所说:"能以中和养其身者,其寿极命。"

�֍ 养生先养趣

中医情志养生有着丰富的内容及其独特的养生方法。重视和培养广泛的兴趣和爱好,进行各种娱乐活动,对怡神养性,防病健身,具有十分重要的意义。娱乐是指有益身心的活动,不包括对人身心有害的恣意玩乐。娱乐活动的内容丰富,形式多样。琴棋书画、花木鸟鱼、旅游观光、艺术欣赏等皆属之。孔子曰:"知者乐水,仁者乐山;知者动,仁者静;知者乐,仁者寿。"养生也

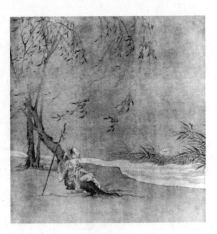

柳溪闲憩图

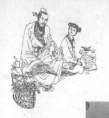

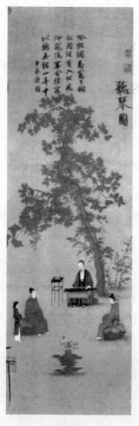

听琴图

是一种智慧，除了内心的平和，还可以参加各种有益身心健康的娱乐活动达到怡神养生的目的。中国传统的琴、棋、书、画被称为四大雅趣，也是兴趣养生的主要形式和方法，它将艺术、感情交融在一起，既有强烈的感染力，又有明显的养生作用。

就音乐而言，它具有特殊的心理作用。《乐记》道："乐者心之动。"音乐与人的精神活动关系密切，古人已利用音乐治疗心理疾病。宋欧阳修道："予尝有幽忧之疾，退而闲居，不能治。既学琴于友人孙道滋，受宫声数引，久而乐之，不知疾之在体矣。"宫声激昂、明快，能使人兴奋，可以治疗忧疾。现代生理学研究发现，人体的各种节奏趋向于和音乐的节奏同步、同调。古典协奏曲的乐章，每分钟 60 拍，再伴有低音大提琴伴奏，就像人的脉搏跳动一样。人们听着这样的音乐，身体也会跟着音乐的节奏，心跳放慢，情绪舒缓。

与音乐相比，棋也是一种有益于性情修养的活动，尤其对身体虚弱，不宜做剧烈运动的人而言。《梨轩曼衍》中道："围棋初非人间之事，乃仙家养性乐道之具也。"冯梦龙《古今笑史》记载了这样一则故事：李讷仆射，性卞急，酷尚弈棋，每下子安详，极于宽缓。往往躁怒作，家人辈则密以弈具陈于前，讷一睹，便忻然改容，取子布弄，都忘其恚矣。可见，棋可以养性乐道，使人精神集中，排除不良情绪。

读书具有调心养生作用，一本好书把人带入书中的境界，让人树立理想，积极向上。书画养生，中国历史上著名的书法家都高寿，柳公权 88 岁，欧阳询 85 岁，文征明 90 岁，董其昌 82 岁。"故书家每导以无疾而寿。"同样的，画家也都高寿，齐白石高龄 97 岁，张大千 84 岁。书画怡情健体，隋炀帝杨广"身体虚弱，喉下舌燥"，太医医后，给他精心绘制两幅画，一幅为"梅熟时节满园春"，一幅为"京都无处不染雪。"隋炀帝看后，

中医情志养生

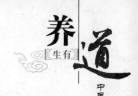

顿觉喉舌酸而甜润,躁疾祛除。梅画观之使人生津,雪画意境清凉,故观画可治疾病。所谓琴、棋、书、画,是修身养性、调情怡神方式,生活中有益于身心健康的活动有很多,游山玩水,栽花种草,闲庭信步等等,根据自己的兴趣、爱好选择一种生活方式,保持积极乐观的心情,不失为一种养生保健的一剂良药。养生以养心为首,调形以调神为先,乐观怡神是主导方法,历来受到养生家的重视。

✳ 养生要顺时

顺时,就是根据春夏秋冬四季阴阳的消长、寒暑的变化、物候的转移来调节人的精神情志,取得人与自然的协调统一。顺时调神是建立在中医"天人观"的理论基础之上的,"春生夏长,秋收冬藏,是气之常也,人亦应之"。从《内经》开始,中医就重视自然气候与身体健康之间的关系,"因不知合之四时五行,因加相胜,释邪攻正,绝人长命。"强调了季节变化规律和气候变化对人的身体产生影响。中医甚至根据"人与天地相参"的理论,总结出"五运六气"学说,解释天体运动变化及气候变化对生物及人类的影响。

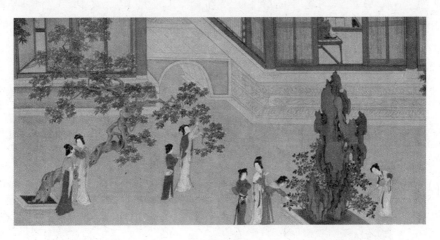

汉宫春晓图

《素问·四气调神大论》根据四季不同气候特点制定了不同的养神措施。"春三月，此谓发陈。天地俱生，万物以荣。夜卧早起，广步于庭，被发缓形，以使志生，生而勿杀，予而勿夺，赏而勿罚，此春气之应，养生之道也。逆之则伤肝。"春天是万物萌发的季节，然而春季多风，乍暖还寒，昼夜温差大，春季养生就要保持精神愉快、情志畅达，切勿使之

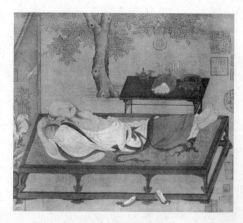

夏季消暑图

抑郁，以应春气"生发"的趋势。春季养生最重要的是保养阳气，在精神调摄方面要做到疏泄条达，心胸开阔，情绪乐观，戒郁怒以养性情。

夏季是一年里阳气最盛的季节，气候炎热而生机旺盛。"夏三月，此谓蕃秀，天地气交，万物华实；夜卧早起，无厌于日，使志无怒，使华英成秀，使气得泄，…此夏气之应，养长之道也。"对于人体而言，阳气外发，伏阴在内，气血运行相应地旺盛起来。"夏防暑热，又防因暑取凉，长夏防湿。"由此可见，夏季养生的基本原则：盛夏防暑，长夏防湿。夏季养生要晚睡早起，保持精神充实饱满，使人气畅达、通泄，以应夏天"生长"的趋势。

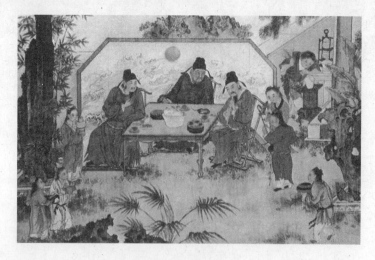

秋宴图

秋季是万物平定收获的季节。"秋三月,此谓容平,天气以急,地气以明,早卧早起,与鸡俱兴,使志安宁,以缓秋刑;收敛神气,使秋气平,无外其志,使肺气清,此秋气之应,养收之道也。"气候由热转寒,处于阳消阴长的过渡阶段。人的生理活动,随夏长到秋收,也发生了相应改变,这一季节对心理养生产生了影响。宋代名医陈直道:秋时凄风惨雨,老人多动伤感,若颜色不乐,便须多方诱说,使役其心神,则忘其秋思。秋天草枯叶落,万物凋零,自然界的秋风、秋雨令人忧愁。因此,秋季养生多从精神调摄入手,人们一定要保持内心的安宁,减缓肃杀之气对人体的影响,还要收敛神气,适应秋季容平的特征。总之,秋季养生要保持情志的安宁,精神平和,以应秋天"收敛"的趋势。

冬季是万物生机潜藏的时节,气候寒冷。"冬三月,此谓闭藏。…早卧晚起,必待日光,…去寒就温,无泄皮肤,使气亟夺,此冬气之应,养藏之道也。"严寒的冬天,阳气潜藏,阴气盛极,自然界的生物伏藏,用冬眠的状态养精蓄锐。人体的阴阳消长代谢也处于相对缓慢的水平,成形胜天化气。冬季的精神养生中医主张"神藏于内",人们在冬天要保持精神安静,要控制自己的精神活动,做到含而不露。神藏于内,适应了冬天"闭藏"的趋势。

现代医学研究发现,人的出生、某些疾病、死亡等,有明显的时间、季节特点。而且人体的很多生理指标,有明显的周期性节律变化。人体神秘的生物钟是和自然界的变化密切相关的,人体的气血变化受到日月、星辰、四时、八节

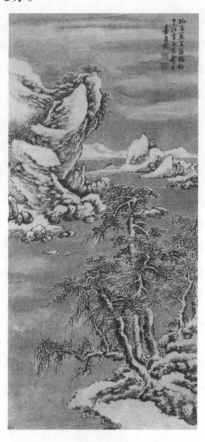

独钓寒江图

的节律影响。顺时调神,就是建立在中医"天人相应"的理论基础之上的,大到一年四季要顺时调神,小到一天中也要顺时调神。一日亦分四时,朝为春,午为夏,黄昏为秋,夜半为冬。一天之中人体阳气随自然界阳气的消长而变化,人的精神情志也相应有所不同,呈现出周期性节律。故一天之中的调神方法随时间不同而有相应调整。

顺时调神法的具体应用,从古至今都有许多实例。清代曹庭栋所著的《老老恒言》中,对于老年人的顺时调神养生有具体的说明。曹庭栋提出,在春光明媚或秋高气爽之时,老年人可以与家人、友人到大自然的环境中,亲近自然,陶冶性情,颐养身心。他在《老老恒言》中写道:"春探梅,秋访菊,最是雅事。风日晴和时,偕二三老友,…安步亦可当车"。这也是作者本人养生实践的总结。《老老恒言》还指出了老年人在不同季节午睡需注意的事项,将顺时调神养生的理念应用到了午睡中。顺时调神养生方法可用于抑郁症的预防。元代医家丘处机著《摄生消息论》分述了四时养生法。

元代养生家长春子享寿79岁,成吉思汗见他善于养生,年过古稀时,仍身健体壮,精神矍铄,尊他为神仙。他的专著《摄生消息论》,翔实地阐明了他的四时养生观念。他认为春季"当眺园林亭阁,虚敞之处,用抒滞怀,以畅生气,不可兀坐,以生抑郁"。夏季"更宜调息净心,常如冰雪在心…",秋季顺秋天收敛,要求情绪清静、安宁,勿使神气外泄,保持肺气清静。冬季保持精神愉快,节嗜欲,止声色,使精、气、神得以内收,以应冬天蕴藏之气。古代养生家的顺时调神观念,顺应了自然的阴阳交替消长变化规律,正如《内经》所言:从阴阳则生,逆之则死,从之则治,逆之则乱。

既病防变的治神养生法

中医学认为"百病皆可从心医,养病定要先养心"。情志引发的疾病其根源在于"心",一切情志疾病皆可从"心"医。《晋书·乐广传》记有"杯弓蛇影"的故事。有位朋友到乐广家喝酒,回去后就得了重病卧床不

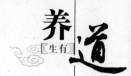

起。乐广前去探望,才知他是因为喝酒时隐约看见杯里有条小蛇,以为自己喝了这条小蛇中了蛇毒,心里越想越害怕,以致病倒在床,服药无效。杯里怎么会有蛇呢?原来墙壁上挂着漆画的雕弓,弓影映在杯里,像小蛇游动一样。于是乐广说他家里有人会治这种病。把这位朋友仍请到原地方饮酒,用事实说明杯中蛇影的由来,那位朋友恍然大悟,疑团顿消,病立即就好了。这就是俗语所说的"心病须得心药医"。所谓"心药",就是心理疗法。心理学起源于西方,但是我们可以在中国医学和哲学典籍中找到心理学的影子。

殷商时期甲骨文已有疾言、失眠等精神疾病的相关记载。《尚书·微子》有:"我其发出狂"之说,"狂"是情志致病的典型病症。在中国古代,运用情志治病的医案不胜枚举,如《三国志·魏书·方技传》之华佗以怒愈病案、《医部全录·医术名流列传·文挚》之以怒愈病案、《儒门事亲·内伤形》之因忧结块的喜胜悲案、病怒不食的喜胜怒案、惊门的"惊者平之"案、《儒门事亲·九气感疾更相为治术》之恐惧胜喜案、《续名医类案·癫狂》之喜愈因忧致癫案、《续名医类案·哭笑》之悲胜喜案等等,均属此类。明代著名医家张景岳在《类经·会通类》中专设"情志病"一节,在《景岳全书》中对内、外、妇、儿等各种疾病的心理病机亦多有发挥,其中对痴呆、癫、痛、狂、郁等证阐发尤详。清代名医陈士铎,在《石室秘录》中对狂病、癫病、花癫和呆病精神病论治颇有特色。又清代叶天士密切结合临床诊治辨析阐发"七情致病"。中医养生从生理、心理、病因、病机等角度,构建了情志养生的基本理论。同时,又从临床角度对情志过极引发的疾病进行了较为深入的探讨,记载了大量精神疾病,确定了精神疾病的病名,描述了其症状表现,提出了多种治疗手段与手法。中医学治疗疾病注重心身同治,尤其是情志病,更是以"心药"为先。

❋ 情志相胜疗法

先秦时代,巫医不分,早期的巫医祝由术就是一种原始的心理治疗方法。《说苑》、《山海经》等典籍中记载了一些传统心理治疗的例子。先秦时期,是中国传统心理治疗的萌芽时期。《吕氏春秋·至忠》记载文挚为齐王治病即是一例。"文挚至,不解屦登床,履王衣,问王之疾,王怒而不与言。文挚因出辞以重怒王,王叱而起,疾乃遂已。"其法即是采用"怒胜思",从而治愈齐王的病。这是中国古代情志相胜最早的记录。《素问·经脉别论》指出:"凡人之惊恐恚劳动静,皆为变也。是以夜行则喘出于肾,淫气病肺。有所堕恐,喘出于肝,淫气害脾…。当是之时,勇者气行则已,怯者则着而为病也。故曰:诊病之道,观人勇怯,骨肉皮肤,能知其情,以为诊法也。"可以说,中医从《内经》的时代就已注意到人的情性与天赋,并运用了心理疗法。

情志相胜疗法以中医五行相克理论为依据而使用的一类情志疗法。中医理论认为,人的正常情志活动有喜、怒、忧、思、悲、恐、惊,可分属于五脏为五志,即喜属心火、怒属肝木、思属脾土、悲(忧)属肺金、恐(惊)属肾水。按照五行相克规律,可以推出五志相胜的理论,从而形成情志相胜疗法。《素问·阴阳应象大论》建立了中医情志相胜疗法的基本理论,道:"怒伤肝,悲胜怒;喜伤心,恐胜喜;思伤脾,怒胜思;忧伤肺,喜胜忧;恐伤肾,思胜恐。"

情志相胜疗法得到了后世医家的推崇,诚如明代医家吴昆《医方考》所言:"情志过极,非药可愈,须以情胜,《内经》一言,百代宗之,是无形之药也。"至于情志相胜疗法的具体方法,元代医家张子和的论述最为详细。"悲可以制怒,以怆恻苦楚之言感之;喜可以治悲,以谑浪狎亵之言娱之;恐可以治喜,以迫遽死亡之言怖之;怒可以治思,以污辱欺罔之言触之;思可以治恐,以虑彼思此之言夺之。凡此五者,必诡诈谲怪,无所不至,然后可以动人耳目,易人视听。"张子和的情志相胜疗法,使得《内经》的理论更贴近于临床。

1. 悲胜怒

怒为肝的情志表达,过怒导致肝阳上亢,肝失疏泄而表现出肢体拘急、握持失常、高声呼叫、烦躁不止、头晕目眩、吐血、昏厥等症状。治之以"恻怆苦楚之言"诱使和诱导患者产生悲伤的情结,有效地控制或缓解因愤怒引起的疾病。《续名医类案·诈病》载:

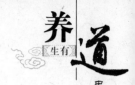

一邻妇以妒外家诟谇,与夫反目,因而病剧,切牙瞪眼,僵厥不苏,若命在呼吸间者。其夫惊惶无措,其外家几遭不堪,求张救之。则脉非其病,遂用前法治之。

前法指前文遂大声言曰:"此病危矣,使非火攻,必不可活。非用如枣如栗之艾,亦不可活。又非灸人中、眉心、小腹数处,亦不可活。吾寓有艾,可速取来。然火灸尚迟,姑先与一药,倘能咽,咽后稍有声息,则生意已复,即不灸亦可。若口不咽,或咽后无声,速灸可也。"即与一药,嘱其服后,即来报我。彼闻言已惊,惟恐大艾着体,药到即咽。少顷,即哼声出,则徐动徐起矣。

对于怒伤肝者,在临床上常常采用"悲胜怒"的心理疗法。《内经》认为"悲则气消",把悲伤作为治疗手段,来抑制亢奋向上的怒气,消散内郁的结气而使怒得息。又《筠斋漫录》中载有这样一则医案:"杨贲亨,明鄱阳人,善以意治病。一贵人患内障,性暴多怒,时时持镜自照,计日责效,屡医不愈,召杨诊之。杨曰:目疾可自愈,第服药过多,毒已下注左股,旦夕间当暴发,窃为公忧之,贵人因抚摩其股,日以毒发为悲,久之目渐愈,而毒亦不发。以杨言不验,召诘之。杨曰:医者意也,公性暴善怒,心之所属,无时不在于目,则火上炎,目何由愈?我诡言令公凝神悲其足,则火自降,目自愈矣。"医生采取令患者悲其足而忘怒的方法,诱使病人产生悲伤的情绪,有效地抑制过怒的病态心理,这是以悲胜怒的典型范式。

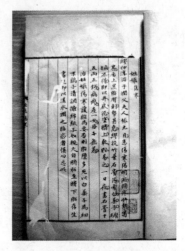

《续名医类案》,清魏之琇撰,稿本

2. 恐胜喜

《内经》认为"恐则气下",把恐作为治疗手段,借恐惧使气机下行之力来收敛耗散的心神,制约其过度的兴奋,恢复心神的功能。《儒林外

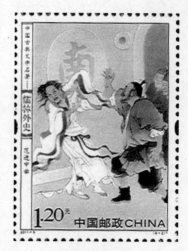

史》中"范进中举"的那一段是最典型的以恐胜喜的故事。

　　范进正在一个庙门口站着,散着头发,满脸污泥,鞋都跑掉了一只,兀自拍着掌,口里叫道:"中了! 中了!"胡屠户凶神似的走到跟前,说道:"该死的畜生! 你中了甚么?"一个嘴巴打将去。众人和邻居见这模样,忍不住的笑。不想胡屠户虽然大着胆子打了一下,心里到底还是怕的,那手早颤起来,不敢打到第二下。范进因这一个嘴巴,却也打晕了,昏倒于地。众邻居一齐上前,替他抹胸口,捶背心,舞了半日,渐渐喘息过来,眼睛明亮,不疯了。

小说中以文学的笔法,形象生动地描述了以恐胜喜的案例,在古今医案中这样的临床医案不胜枚举。

《儒门事亲》载:又闻庄先生者,治以喜乐之极而病者,庄切其脉,为之失声,佯曰:吾取药去。数日更不来,病者悲泣,辞其亲友曰:吾不久矣。庄知其将愈。慰之。诘其故,庄引《素问》曰:惧胜喜。在《冷庐医话》中也有这样一则:明末高邮袁体庵,神医也。有举子举于乡,喜极发狂,笑不止,求体庵诊之,惊曰:疾不可为矣,不以旬数矣,宜急归,迟恐不及矣。道过镇江,必更求何氏诊之,

《范进中举》邮票

遂以一书寄何,其人至镇江而疾已愈,以书致何,何以书示之曰:某公喜极而狂,喜则心窍开张,不可复合,非药石之所能治,故以危言惧之以死,令其忧愁抑郁,则心窍闭,至镇江当已愈矣。

喜为心志,喜是正常的心理现象,保持愉快心境有益健康,但喜悦过度则耗伤心气,令人心气涣散、神不守舍,出现神思恍惚、健忘等症状。肾水之志为恐,心火之志为喜,水能克火,恐可制喜。惊又可气乱、气散,从而解除因忧思而导致的气机郁结、闭塞,故利用使人惊惶之类的刺激

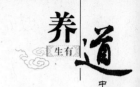
方法，可以治疗某些类似癔症的病人。

3. 怒胜思

《内经》认为"怒则气上"，是肝气太过的表现，把怒作为治疗手段，就是利用怒来激发肝气的升与动，再凭借肝气的亢奋之力，以疏通气机，使思虑得解，同时肝气触动脾气，解除其郁结，促使其运化。《吕氏春秋·至忠》记载了文挚以怒治疗齐闵王抑郁症的故事。

> 齐王疾痏，使人之宋迎文挚，文挚至，视王之疾，谓太子曰："王之疾必可已也。虽然，王之疾已，则必杀挚也。"太子曰："何故？"文挚对曰："非怒王则疾不可治，怒王则挚必死。"太子顿首强请曰："苟已王之疾，臣与臣之母以死争之于王。王必幸臣与臣之母，愿先生之勿患也。"文挚曰："诺。请以死为王。"与太子期，而将往不当者三，齐王固已怒矣。文挚至，不解屦登床，履王衣，问王之疾，王怒而不与言。文挚因出辞以重怒王，王叱而起，疾乃遂已。

齐闵王忧郁过度而伤脾土，针对这一病因，文挚采用"以下犯上"的办法激怒齐闵王，怒属肝木，肝木能胜脾土。这种做法，金元名医张子和称之为"以污辱欺罔之言触之"的激怒疗法。正常的思虑为生理心理现象，但"过思则气结"，可使人出现神情倦怠、胸膈满闷、食纳不旺、失眠、健忘、四肢倦怠等脾气淤滞，运化失常的症状。脾在志为思，治之以盛怒冲破郁思，利用愤怒的情绪克制过度思虑为主的情绪障碍，以及由此引发的躯体障碍。在中国古代医案中，以怒胜思的医案以女性患者居多，《丹溪翁传》载：

> 一女子病不食，面北卧者且半载，医术告穷。翁诊之，肝脉弦，出寸口，曰："此思男子不得，气结于脾故耳。"叩之，则许嫁夫入广且五年。翁谓其父曰："是病惟怒可解。盖怒之气击而属木，故能冲其土之结，今宜触之使怒耳。"父以为不然，翁入而掌其面者三，责以不当有外思。女子号泣大怒，怒已进食。翁复潜谓其父曰："思气虽解，然必得喜，则庶不再结。"乃诈其夫

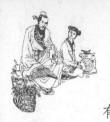

有书,旦夕且归。后三月,夫果归 而病不作。

本案充分体现了朱丹溪"以情胜情,以情解情"的理论,首先采用的是以怒胜思的疗法,然后用喜解思。脾主思,过思则脾气结而不食,怒属肝木,木能克土,怒则气升发而冲开脾气矣。《丹溪心法》所言:"思伤于脾者,为病为癫为狂,以怒胜之,以喜解之。"

4. 喜胜悲

悲忧皆为肺志,太过则使人肺气耗散而面容憔悴、咳嗽气喘、毛发枯萎、意志消沉等症状,当以"谑浪裒狎之言娱之"。《内经》认为"喜则气和志达",用喜悦的方法对病人进行开导,可使其气血流通畅达。《儒门事亲·内伤形》中记载有一则"戴人以谑疗心痛"的医案:

> 息城司候,闻父死于贼,乃大悲哭之。罢,便觉心痛,日增不已,月余成块状,若复杯,大痛不任,药皆无功。议用燔针炷艾,病人恶之,乃求于戴人。戴人至,适巫者在其旁,乃学巫者,杂以狂言,以谑病者,至是大笑不忍,回面向壁。一、二日,心下结块皆散。

此例乃据《内经》"忧则气结,喜则百脉舒和"之病机,灵活运用"喜胜悲"的治疗方法,设法使病人感到欢快喜悦,从而有效地消除悲伤与忧郁的情绪。《古今医案按·七情》:"丹溪治陈状元弟,因忧病咳唾血,面黧色,药之十日不效。谓其兄曰:此病得之失志伤肾,必用喜解,乃可愈。即求一足衣食之地处之,于是大喜,即时色退,不药而愈。由是而言,治病必求其本。虽药中其病,苟不察其得病之因,亦不能愈也。"《石山医案·忧》:"昔贵人有疾,天方不雨,更医十数周效。最后一医至,脉已,则以指计甲子,曰:某夕天必雨。竟出。贵人疑曰:岂谓吾疾不可为耶? 何言雨而不及药我也? 已而夕果雨,贵人喜起而行乎庭,达旦,疾若脱去。明日,后至之医得谒,贵人喜且问曰:先生前日言雨,今得雨而瘳,何也? 医对曰:君侯之疾,以忧得之。然私计君侯忠且仁,所忧者民耳。以旱而忧,以雨而瘳,理固然耳,何待药而愈耶?"现代心理学将笑视作一种愉快心境或轻松情绪的体现,对改善抑郁、焦虑、恐惧等情绪状态十分有益,对

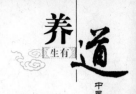

周围事物荒唐的认识和个人优越感的产生,便会带来心身的放松与快慰。近年来,国外的笑俱乐部生意红火,说明"笑疗"越来越被现代人所青睐。

5. 思胜恐

恐为肾志,过度或突然的惊恐会使人肾气不固,气陷于下,出现惶惶不安、提心吊胆、神气涣散、二便失禁、意志不定等病理变化。《内经》认为"思则气结",把思作为治疗手段,通过气机的郁结,可收敛病人因惊恐而紊乱的神气,调整生理状态。在《续名医类案·惊悸》中的一则医案就十分典型:

> 卢不远治沈君鱼,终日畏死,龟卜筮数无不叩,名医之门无不造。一日就诊,卢为之立方用药,导谕千万言,略觉释然。次日侵晨,又就诊,以卜当十日死,卢留宿斋中,大壮其胆,指菁山叩问谷禅师授参究法,参百日,念头始定而全安矣。戊午,过东瀛吴对亭大参山房,言及先时恐惧状,盖君鱼善虑,虑出于肝,非思之比。思则志气凝定,而虑则运动展转,久之伤肝,肝血不足,则善恐矣。情志何物? 非世间草木所能变易其性,惟参禅一着,内忘思虑,外息境缘,研究性命之源,不为生死所惑,是君鱼对症之大药也。

通过说理开导,引导病人悉心研究性命之源,"不为生死所惑",恐惧心理自然消除了,情绪高昂,病也就不药而愈了。

中医情志相胜疗法创自《内经》,是世界上一种独特的心理治疗方法,受到了历代医家的重视。心理治疗属于较高层次的非药物疗法,也对医生提出了更高的要求,若想真正掌握和使用这种治疗方法,必须识见广博,灵动机变,"必诡诈谲怪,无所不至,然后可以动人耳目,易人视听。若胸中无材器之人,亦不能用此",道:"夫医贵有才,若无才,何足应变无穷"(《儒门事亲》)。这是对医者本身的医学素养及学识修养提出了较高的要求。但也正是由于有了这么多德才兼备名医大家孜孜不倦的追求探索,才有了中医心理学和心理治疗的高度发展,为我们留下了这些最宝贵的财富。

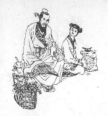

✱ 言语开导疗法

　　言语开导疗法,是针对病患的病情及其心理状态、情感障碍等,采用语言交谈方式施行疏导,以消除其致病心因,纠正其不良情绪和情感活动的一种心理治疗方法。言语开导疗法,属于现代心理学的"认知疗法"范畴,这种心理疗法在治疗抑郁症、恐惧症、焦虑症、焦虑障碍以及多种躯体形式障碍方面有良好的效果。赵晴初《存存斋医话稿续集》中道:"无情之草木不能治有情之病,以难治之人,难治之病,须凭三寸之舌以治之。"所谓"三寸之舌"即是指言语开导,恰当而合乎情理的语言刺激,是改善不良情绪的灵丹妙药,是任何药物和手术无法代替的。《灵枢·师传》指出,在治疗疾病时要"告之以其败,语之以其善,导之以其所便,开之以其所苦,数问其情,以从其意。"即医生通过解释、鼓励、安慰、保证、暗示等法对患者启发诱导,助其分析病情,说理解释开导以解除病人内心忧烦之苦。医生一定要陈明利害,告诉患者如何进行调养及治疗的具体措施,讲解其疾病可能向好的趋势发展,使之明晓道理,减轻其心理压力,从而起到改善病人精神状态,促进身心健康的目的。

　　汉代辞赋家枚乘作赋《七发》一篇,记述了吴客为楚太子诊疾的故事。楚太子有疾,主要症状为失眠,心中害怕,时有幻觉,不愿听人讲话,喜怒无常。吴客认为楚太子的病因在于贪欲过度,享乐无时,不是一般的用药和针灸可以治愈的,只能"以要言妙道说而去也"。于是分

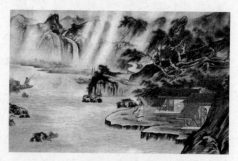

枚乘《七发》图

别描述音乐、饮食、乘车、游宴、田猎、观涛等六件事的乐趣,一步步诱导太子改变生活方式;最后要向太子引见"方术之士","论天下之精微,理万物之是非",太子乃霍然而愈。"要言妙道"实际上就是运用了心理学的方法,吴客绘声绘色地为楚太子描述了一个生动而又丰富的大千世界,楚太子听后,情志畅舒,取得了良好的治疗效果。

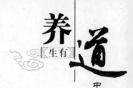

言语开导疗法可以通过怡悦开怀的方式,使患者了解自己情志障碍所在,从而积极主动地加以自我调节,控制情绪,纠正不良心理,七情得以调畅,怡悦情怀,早在中国道家文献《列子》中就有这样的记载:

> 杨朱之友曰季梁。季梁得疾,七日大渐。其子环而泣之,请医。季梁谓杨朱曰:"吾子不肖如此之甚,汝奚不为我歌以晓之?"杨朱歌曰:"天其弗识,人胡能觉?匪佑自天,弗孽由人,我乎汝乎!其弗知乎?医乎巫乎!其知之乎!"其子弗晓,终谒三医。一曰矫氏,二曰俞氏,三曰卢氏,诊其所疾。矫氏谓季梁曰:"汝寒温不节,虚实失度,病由饥饱色欲,精虑烦散,非天非鬼。虽渐,可攻也。"季梁曰:"众医也。亟屏之。"俞氏曰:"汝始则胎气不足,乳湩有余。病非一朝一夕之故,其所由来渐矣,弗可已也。"季梁曰:"良医也,且食之!"卢氏曰:"汝疾不由天,亦不由人,亦不由鬼。禀生受形,既有制之者矣,亦有知之者矣。药石共如汝何?"季梁曰:"神医也。"重贶遣之。俄而季梁之疾自瘳。

卢氏医病,从病人的情志分析病情,认为季梁之病是由精神因素引起,不用吃药,只需修身养性,调摄精神。卢氏的诊疗契合病人的心理,对病人心理有着良好的暗示作用,所以季梁欣然接受,增强了痊愈的信心,不久其病果然不药自愈。宋代名医许叔微在《普济本事方》记载的一个医案,也是通过给患者分析病理病机,使其心悦诚服,没有服药,就收到了立竿见影的治病功效。普济本事方·肝脏门道:"有董生者,患神气不宁。每卧则魂魄飞扬,觉身在床而神魂离体,惊悸多魇,夕通无寐,更数医而不效。予为诊视,询之曰:'医作何病治?'董曰:'众皆以为心病。'予曰:'以脉而言之,肝经受邪,非心病也。…故卧则魂归于肝,神静而得寐。今肝有邪,魂不得归,是以卧则魂扬若离体也。肝主怒,故小怒则剧。'董欣然曰:"前此未之闻,虽未服药,已觉沉疴去体矣。"言语开导最常用的方法是:解释、鼓励、安慰、保证。解释是说理开导法的基础,许叔微向病患解释清楚病因病机,消除了患者的疑虑,对疾病治疗起到了很大的促进作用。在治疗疾病过程中,有的时候需要通过鼓励、安慰及保证来增强患者的信心,消除患者的紧张与焦虑。

俗话说:"良言一句三冬暖,恶语伤人六月寒。"生活中往往会遇到这样的事情,一句话可能"一石激起千层浪",令人勃然大怒;同样地,一句话也可能解开一切的心结,令人破涕为笑。言语开导法,作为中医情志疗法的重要手段,不同于思想教育工作,它对医患双方都有一定的要求,尤其要求医生具有较高的语言表达能力,善于分析,善于发现病人的症结所在。以同情的态度,针对不同的情绪原因,言之以情,晓之以理,说理透彻,言语中肯,使病人心悦诚服,得到宽慰同情,不用药物也可取得良好的治疗效果。

❋ 移精变气疗法

移精变气疗法,是指通过各种方法转移和分散患者精神意念活动的指向,即通过排遣情思,改变心态,以缓解或消除由情志因素所引起疾病的一种心理疗法。"移精变气"一语出自《素问·移精变气论》:"古之治病,惟其移精变气。"唐·王冰认为《素问·移精变气论》:"移谓移易,变谓变改,皆使邪不伤正,精神复强而内守也。"在人们的生活中,难免会遇见令自己情绪发生变化的事,或喜或忧,或思或愁,如果注意力经常集中在不良情绪上面,往往会对人的身体产生危害。分散人们对不良情绪或疾病的注意力,使思想焦点从病所转移于他处;或改变周围环境,使人们不与不良刺激因素接触,这就是移情疗法的主旨。魏之琇《续名医类案》有言:"失志不遂之病,非排遣性情不可","虑投其所好以移之,则病自愈"。

移情疗法的具体方法很多,首先可以培养一些有益身心的兴趣爱好。《北史·崔光传》道:"取乐琴书,颐养神性。"音乐,可以激发人的内心世界,首先作用于人的心理,进而影响人体内在器官的功能活动,可以达到防病治病,益寿养颜的目的。又吴师机在《理瀹骈文》道:"七情之病者,看书解闷,听曲消愁,有胜于服药者矣。"经常从事自己喜欢的活动,可以寄托情怀、舒畅气机,怡养心神。其次,可以通过参加运动转移不良情绪。李东垣《脾胃论》里道:"劳则阳气衰,宜乘车马游玩。"这说明外出游玩,可以驱除烦恼,有利于身体的恢复。高濂《遵生八笺》中也提倡游览、登高等户外活动,达到愉悦精神、放松心情的目的。当遇到不愉快的事情,或者心理受到不良情绪的影响,不妨转移一下注意力,参加体育锻炼,如打球、散步、打太极拳等,或参加适当的体力劳动,用肌肉的紧张去消除精神的紧张。再次,可以通过个人情商的提高来战胜不良的情绪。把个人遇到的不幸和挫折,转化为人生的动力,调整和缓解内心的矛盾心理。这样,不仅有利于美好人生的创造,也有利于身心健康。在中国历史上有很多移情疗法调摄情志的故事。据《晋书·郗超传》所载:

> 初,超虽实党桓氏,以愔忠于王室,不令知之。将亡,出一箱书,付门生曰:"本欲焚之,恐公年尊,必以伤愍为弊。我亡后,若大损眠食,可呈此箱。不尔,便烧之。"愔后果哀悼成疾,门生依旨呈之,则悉与温往反密计。愔于是大怒曰:"小子死恨晚矣!"更不复哭。凡超所交友,皆一时秀美,虽寒门后进,亦拔而友之。及死之日,贵贱操笔而为诔者四十余人,其为众所宗贵如此。王献之兄弟,自超未亡,见愔,常蹑履问讯,甚修舅甥之礼。及超死,见愔慢怠,屦而候之,命席便迁延辞避。愔每慨然曰:"使嘉宾不死,鼠子敢尔邪!"

又《太平广记》载:南北朝时期齐朝的南康郡守刘缯有个妹妹,姿容端秀,刘缯很疼爱她。嫁给鄱阳王为妃后,鄱阳王待她很不错。在齐明帝滥杀诸王子时,鄱阳王也被诛杀,刘妃悲痛欲绝,积思成疾,卧床不起。刘缯看到妹妹伤感到这种地步,焦虑万分,四处求医求药,怎奈刘妃思绪难断,病不见愈,危在旦夕。后来刘缯心生一计,他请求当时有名的画家殷蒨,请其为鄱阳王画一张像,并说出了自己的谋划,殷蒨表示赞同。殷蒨画好画像后,刘缯让侍女悄悄把画拿给妹妹看,刘妃观画陡然变色。原来,殷蒨描绘的是鄱阳王和另一个爱妾并肩而坐,亲昵地照着镜子,调情嬉笑情景,鄱阳王的神态惟妙惟肖,如同真人坐在那里。刘妃看后,妒火怒烧,禁不住从床上爬起来,指着画上的鄱阳王骂道:"如此薄情郎,难怪要早早地被杀死!"对他的思恋之情顿时烟消云散,病体也很快康复了。

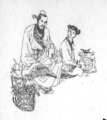

✳ 中医睡眠疗法

睡眠可以养生。在中国古代，睡眠要选择合适的睡眠姿势，所谓"睡不厌踡，觉不厌舒。踡者，屈膝踡腹，以左右肋侧卧，修养家所谓狮子眠也。""狮子眠"，就是养生家提倡的右侧卧位。头足的朝向，以东西向为宜，避免头北脚南。睡眠养生，要选择合适的时间。一般来讲，青少年每天需睡8～9个小时；中年人要睡8个小时；老年人睡7个小时左右；体弱多病者应适当增加睡眠时间。看睡眠质量好与不好，除时间长短因素外，关键在于睡眠程度的深浅以及醒后的感觉。睡眠养生，要重视午睡。中医学认为，子午之时，阴阳交接，极盛极衰，体内气血阴阳极不平衡，必欲静卧，以候气复。现代医学认为，老年人睡好午觉可降低心、脑血管疾病的发病率，有防病保健意义。午睡是中国人的习惯，然而近来西方科学家发现，西欧和北美人冠心病发病率高，似乎与不睡午觉和紧张的生活节奏有关。对此，他们进行了一系列调查试验，结果证明，如果能保证午睡，西方人的冠心病发病率可降低1/3左右。

作息有时，就是要根据自己的身体条件、生活环境、工作情况等客观因素，做到每日定时起床，定时睡觉，定时洗漱，定时排便，定时工作学习等，并形成习惯、规律的生活作息。古人认为人的作息应与自然界相通，"与日月共阴阳"，顺应自然界的四时变化调整作息时间。"善摄生者，卧起有四时之早晚，兴居有至和之常制"，春季宜"夜卧早起，广步于庭"；夏季宜"夜卧早起，无厌于日"；秋季宜"早卧早起，与鸡俱兴"；冬季宜"早卧晚起，必待日光"。相反地，如果作息没有规律，夜卧晨起不定时，就会降低人体对外界环境的适应能力，所谓"寝息失时，伤也。"如果长时间的作息混乱往往会引起失眠。

中医睡眠疗法有一些比较容易操作、简单易学的方法：

1. 闭目入静法

上床之后，先合上双眼，然后把眼睛微微张开一条缝，保持与外界有些接触，虽然精神活动仍在运作，然而，交感神经活动的张力已大大下

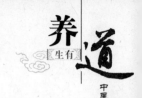
降,诱导人体渐渐进入睡意朦胧状态。

2. 鸣天鼓法

上床后,仰卧闭目,左掌掩左耳,右掌掩右耳,用指头弹击后脑勺,使之听到咚咚的响声。弹击的次数数到自觉微累为止。停止弹击后,头慢慢靠近睡枕,两手自然安放于身之两侧,便会很快入睡了。

✿ 生活起居疗法

中国古人在起居养生方面有着很多丰富宝贵的经验,比较常见的方法有三种:冷面、温齿、热足。

冷面,是指用冷水(水温 20℃ 左右)洗脸。在一般情况下从水龙头流出来的自来水基本上就是 20℃ 左右的冷水,可以直接用来洗脸。冷水洗面,可以提神醒脑,使人头脑更清醒,特别是早晨用冷水洗脸对大脑有较强的兴奋作用,可以迅速驱除倦意,振奋精神。冷水洗面,还可以促进面部的血液循环,增强机体的抗病能力。因为冷水的刺激可以使面部和鼻腔的血管收缩,冷水刺激后血管又反射性地进行扩张,一张一弛,既促进了面部的血液循环,改善了面部组织的营养供应,又增强了面部血管和皮肤的弹性,所以除能够预防疾病外,还有一定的美容作用。

温齿,是指用温水(水温 35℃ 左右)刷牙和漱口。我们知道人体的口腔内的温度是恒定的,牙齿和牙龈在 35℃ 左右温度下,才能进行正常的新陈代谢。如果刷牙或漱口时不注意水温,经常给牙齿和牙龈以骤冷骤热的刺激,则可能导致牙齿和牙龈出现各种疾病,使牙齿寿命缩短。特别是在冬季气候寒冷的时候,刷牙漱口时更要注意用温水。有研究资料表明,用温水刷牙有利于牙齿的健康,反之,长期用凉水刷牙,就会出现牙龈萎缩,牙齿松动脱落的现象。

热足,是指每晚在临睡前用热水(水温在 45～50℃)泡脚和洗脚。从传统医学上讲,双足是人体阳经和阴经的交接地点,有诸多穴位,对全身的气血运行起重要作用。从现代医学讲,足部为肢体的末端,又处于人体的最低位置,离心脏最远,血液循环较差。应用热水泡脚洗脚,从中医讲可以促进人体的气血运行,并有舒筋活络、颐养五脏六腑的作用;从西医讲可以促进全身血液循环,从而达到增强机体各个器官的生理功能和消除疲劳的目的。

《按摩养生诀》道:

> 发宜常梳,面宜常搓,目宜常运,耳宜常弹,舌抵上腭,齿宜数叩,津宜常咽;浊气宜常呵,清气宜常吸,背宜常暖,心腹宜常摩,谷道宜常撮,肢节宜常摇,手心、足心、腰眼宜常搓,皮肤宜常沐浴,大小便宜闭口勿言,夜寝言语大损元气,食时多言,则伤胃气,尤宜戒之。饭后徐行百步,万勿僵卧不起,须知久卧伤脾;行走要缓,过急则伤肾与肺。

常梳理头发,抚摸颅顶,能促进新陈代谢,起到健脑、清神智的作用。面常搓,能益智凝神,面颊红润无皱纹。目运转,可以锻炼视神经的各种肌肉,旋眼球、经常远眺、做视力保健操等。耳常弹,轻震耳轮,弹动耳肌,可以增强听觉神经的功能。舌舔腭,经常以舌尖抵住上腭,闭气凝神,可以提神补气养心,多生津液,健脾胃。齿数叩,上下牙齿对齐,咬紧,嗑叩数次,特别是在子夜坚持做几遍,能坚固牙齿,使咀嚼肌健康有力。津常咽,即咽津,有开胸理气、增强内脏器官的功能,可以祛病,延年益寿。呵浊气,在空气新鲜处多深呼吸,可以促进血液循环,增进呼吸系统的机能。脊背要保持暖和,心腹要经常揉摩。谷道撮,每天运气提气使肛门括约肌做几次收缩和舒张动作,增强括约肌的功能,可以提神补元气。手心、足心、腰眼常搓,可以益气血、清浊通络、解除疲劳、吐故纳新。常沐浴,可使气血流畅,肌肤润泽光莹。便禁言,能守神、补气、健身。饭后百步走,有利于胃肠蠕动,促进消化,有利于脾胃的养护,但切忌不能急行。

另外,日常生活中的饮食不仅能够解除饥饿感、补充营养,还能对人的情绪起到一定影响。科学家们经过长期的研究发现,大脑中的神经传导物质将各种信息传递到身体的各个部位,目前已经确认的这种传导物质有100种以上。其中,影响情绪的有肾上腺素、多巴胺、血清素和内啡

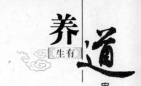

肽。肾上腺素、内啡肽是传递"幸福"的元素;多巴胺也有改善情绪的作用;血清素影响人的满足感,如果血清素含量不足,人就会感到疲倦,情绪低落。以下我们分别介绍几种调节人情绪的食物。

食物中的制怒剂:

(1) 玫瑰花:泡茶时放入几朵玫瑰花,饮之即可顺气,也可以单泡玫瑰花饮用。

(2) 山楂:中医认为山楂长于顺气止痛、化食消积,可以缓解气后造成的胸腹胀满和疼痛,对于生气导致的心动过速、心律不齐也有一定疗效。

啤酒:适量饮用啤酒能顺气开胃,可以使人及时走出愤怒的情绪。

莲藕:藕能通气,并能健脾胃、养心安神,亦属顺气佳品。

萝卜:萝卜最好生吃,如有胃病者可饮用萝卜汤。

食物中的抗疑丹:

绿茶:绿茶可以放松人的情绪,使精神处于轻松愉悦的状态。

蔬菜:蔬菜中的钾有助于镇静神经、安定情绪。

冬虫夏草:冬虫夏草有扶正固本、镇静安神之说。

零食:在紧张工作的间隙,吃少许零食,可以转移人的视线,缓解焦虑。

食物中的抑悲灵:

鸡汤:浓浓的鸡汤含有多种游离氨基酸,能平衡身体的需要,提高大脑中的多巴胺和肾上腺素,使人充满活力和激情,克服悲观厌世的情绪。

维生素C:维生素C缺乏可以表现为冷漠、情感抑郁、性格孤僻和少言寡语。

杂食:每日摄入的食物种类最好不少于20种,以发挥杂食之利,提高膳食营养的覆盖面。

食物中的克懒药:

(1) 血豆腐加青椒:血豆腐含有最易吸收的血红素铁,再加上青椒以其所含的维生素C辅助铁的吸收,绝对事半功倍。

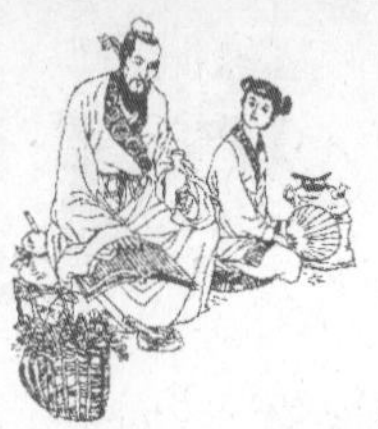

(2) 青菜豆腐:少油盐、清淡而规律的饮食能使人保持振奋的状态。

食物中的快乐素:

深海鱼:鱼油中的OMEGA-3脂肪酸,与常用的抗忧郁药如碳酸锂有类似作用,即阻断神经传导路径,增加血清素的分泌量。

香蕉:香蕉含有一种称为生物碱(alkaloid)的物质,生物碱可以振奋精神和提高信心。而且香蕉是色胺酸和维生素B_6的超级来源,这些都可以帮助大脑制造血清素。

柚子:高量的维生素C不仅可以维持红细胞的浓度,使身体有抵抗力,而且维生素C也可以抗压。最重要的是,在制造多巴胺、去甲肾上腺素时,维生素C是重要成分之一。一项有趣的研究发现,吃维生素C,可以平均提高学童智力测验5分。

全麦面包:碳水化合物可以帮助血清素增加,但吃复合性的碳水化合物,如全麦面包、苏打饼干,虽然效果慢一点,更合乎健康原则。

菠菜:缺乏叶酸会导致精神疾病,包括忧郁症及早发性的失智等。麦克吉尔大学的研究发现,那些被控制无法摄取足够叶酸的人,在5个月后,都出现无法入睡、健忘、焦虑等症状。研究人员推论,缺乏叶酸,会导致脑中的血清素减少,导致忧郁症。什么是富含叶酸的食物?菠菜最多。

樱桃:樱桃中有一种叫做花青素(anthocyanin)的物质,可以消炎。科学家们认为,吃20粒樱桃比吃阿司匹林有效。

大蒜:针对大蒜对胆固醇功效的研究发现,病人吃了大蒜以后感觉不疲倦、不焦虑、不容易发怒。

南瓜:富含维生素B_6和铁,这两种营养素都能帮助身体所储存的血糖转变成葡萄糖,葡萄糖正是脑部唯一的燃料。南瓜派也被认为是菜单上“最聪明”的甜点。因为每吃一口南瓜派,就会同时摄取3种类胡萝卜素,这对预防心脏病、抗老化都十分有用。

✻ 方药辅助疗法

中国古代医家治疗情志疾病,大多主张“自宜怡悦开怀,非草木所能

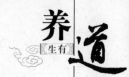

治"，但是他们也发现了很多药物确实对情志病变具有明显的治疗作用。《养生论》道："合欢蠲忿，萱草忘忧，愚智所共知也。"合欢花具有解郁除忿、安神静心的作用，萱草可使人舒情忘忧。又我国最早的药物学著作《神农本草经》记载牛黄能治"惊痫寒热，热盛狂痓"，茯苓能治"忧恚，惊邪恐悸"，丹砂能"养精神，安魂魄"。所谓"病于形者，不能无害于神；病于神者，不能无害于形。"精神疾患与身体疾患往往是难以截然分开的，针灸、中药可以通过调治身体方面的病症，达到解除精神负担的作用。

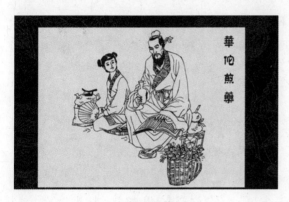

华佗煎药

在《内经》中，已有中医方剂治疗情志疾病的记载，最具代表性的就是生铁洛饮和半夏秫米汤。《内经》道："有病怒狂者⋯使之服以生铁洛为饮。夫生铁洛者，下气疾也。"生铁洛，即打铁时掉落的铁屑；气疾，是指狂躁、癫痫、眩晕、惊悸一类的情志病变。生铁洛气寒而重，能平定肝火，重镇心神，在治疗怒狂之病方面具有良好的临床效果。《内经》创制的半夏秫米汤是用来治疗失眠症的。李时珍《本草纲目》道：秫治阴盛阴虚，夜不得眠，半夏汤中用之，取其益阴气而利大肠也，大肠利则阳不盛矣。这一方剂在于调和阴阳治不寐之症。《内经》之后的《伤寒论》、《金匮要略》、《千金药方》等中医经典著作记载了很多治疗情志病变的经典方剂，小柴胡汤是治疗感知失常、情志失和的首选方剂；桂枝龙骨牡蛎汤可治疗神经衰弱、失眠等；温胆汤是治疗心神失常的良方。

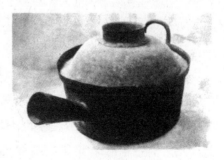

古代煎药砂锅

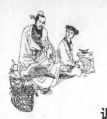

调治精神的常用中药举例：

（1）朱砂

甘、寒，有毒。归心经。镇心安神，清热解毒。本品能镇降心经邪热以安神定志，最宜于心火亢盛之心神不宁、烦躁不眠等症，每与黄连、莲子心等合用，以增清心安神之效。若心虚者，可与当归、生地等配伍，如朱砂安神丸。取本品镇惊安神之功，尚可用于惊风、癫痫之证，如安宫牛黄丸、磁朱丸。此外，朱砂外用清热解毒，可用于疮疡肿毒、咽喉肿痛、口舌生疮。用量用法：入丸散或研末冲服，每次1克。外用适量。本品含硫化汞，有毒，内服不可过量或持续服用，以防中毒；忌火煅，火煅则析出水银，有剧毒。

（2）龙骨

甘、涩、平。归心、肝、肾经。镇心安神，平肝潜阳，收敛固涩。龙骨质重，有良好的镇惊安神之功，可用来治疗多种神志失常疾病。有报道，以生龙骨30克、茯苓12克、紫丹参30克、炒枣仁30克、合欢皮12克、夜交藤30克，水煎服，治疗重度失眠。还有报道，用龙骨、牡蛎各30克，炙甘草10克，淮小麦30克，大枣5枚，水煎服，治精神分裂症，疗效满意。此外，本品可用于治疗肝阳上亢之头痛眩晕，有平肝潜阳之功。本品煅用收敛固涩，亦可治疗体虚滑脱之证，如肾虚遗精滑精、夜尿频数，冲任不固之妇人月经过多、带下，卫表不固之自汗、虚汗等。用量用法：每次15～30克。入汤剂时宜打碎先煎。收敛固涩宜煅用，其余皆生用。

（3）磁石

咸、寒。归心、肝、肾经。镇惊安神，平肝潜阳，聪耳明目，纳气定喘。本品质量沉降，入心经有镇惊安神之功，入肾经有益肾养阴效，故常用于肾虚肝旺、心神不宁之惊悸、失眠等症，每与朱砂、神曲同用，如磁朱丸。对肝肾阴虚、肝阳上亢所致的头痛眩晕、急躁易怒等症，有益肾平肝之效。此外，也常用于肾虚之耳鸣耳聋、肝肾不足、目暗不明及喘促者。用量用法：每次15～30克，宜打碎先煎，入丸散，每次1～3克。镇惊安神，平肝潜阳宜生用；聪耳明目，纳气定喘宜醋淬后用。因其服后不易消化，

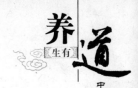

如入丸散,不宜多服。脾胃虚弱者慎用。

(4) 琥珀

甘,平。归心、肝、膀胱经。镇惊安神,活血散瘀,利尿通淋。本品质重,可镇心安神定惊,可用于心神不宁、惊悸失眠、健忘多梦等症。对于淤血所致的淤肿疼痛、心腹刺痛、痛经闭经、癥积聚等,有活血散瘀之效。此外,该药还常用治尿频尿痛之淋证及癃闭之证,取其良好的利尿通淋、祛瘀止痛之功效。以桔梗5~10克、琥珀3~5克(冲服)治疗老年人前列腺疾患所致的癃闭属于实证者(伴尿路感染),效果颇佳。用量用法:研末冲服,每次1.5~3克,不入煎剂。

(5) 酸枣仁

甘、酸,平。归心、肝、胆经。养心安神,敛汗。本品善于养心益肝而安神,主治心肝阴血不足,心失所养之心悸、怔忡、失眠、健忘等症。可用酸枣仁、绿茶,晚上就寝前冲服酸枣仁粉10克,每日清晨8时前,将绿茶15克用开水冲泡两次饮用,治疗失眠有良效。此外,酸枣仁还有敛汗之功,而用于治疗体弱盗汗、自汗,可与山萸肉、五味子等同用。一般入汤剂用10~20克,研末服用,每次用1.5~3克。

(6) 柏子仁

甘,平。归心、肾、大肠经。养心安神,润肠通便。可用于治疗阴血不足、心神失养之心悸怔忡、虚烦失眠,方如柏子养心丸。此外,本品对体虚肠燥便秘者有润肠之功。用量用法:10~20克,煎服。便溏及多痰者慎用。

(7) 远志

苦、辛,微温。归心、肾、肺经。宁心安神,祛痰开窍,消散痈肿。本品能交通心肾以安神定志,主治心肾不交之心神不宁、惊悸不眠等症,方如安神定志丸。此外,远志还可用于痰阻心窍、癫痫发狂、咳嗽痰多、痈疽疮毒、乳房肿痛等症,有祛痰开窍、消散痈肿之能。用量用法:5~15克,煎服。外用适量。胃炎及胃溃疡病人慎用。

(8) 合欢皮

甘,平。归心、肝经。安神解郁,活血消肿。本品能疏理肝气、解郁安神,最适宜愤怒忧郁而致的烦躁不宁、失眠多梦之症,可单用或与郁金、柏子仁等同用。此外,尚可用于跌打骨折、淤肿疼痛及痈肿疮毒等,有活血消肿之功。用量用法:10～15克,煎服。

(9) 当归

甘、辛,温。归肝、心、脾经。补血,活血,调经,止痛,润肠。本品甘温质润,为补血要药,常用于因心血不足、心肝血虚、心脾两虚而见精神、情志异常者,可与熟地、白芍等同用,如四物汤;可配黄芪、人参等,如当归补血汤、人参养营汤。当归又善调经而为妇科良药,常用于血虚或血瘀所致的月经不调及痛经伴有情绪不稳者。此外,本品还可用于血虚或血瘀兼有寒凝之心腹刺痛、风湿痹痛、跌打损伤、癥积聚及血虚肠燥便秘等证,皆取其养血、活血、止痛、润肠之功。用量用法:5～15克,煎服。通常补血用当归身,活血用当归尾,补血活血用全当归。

(10) 龙眼肉

甘、温。归心、脾经。补益心脾,养血安神。本品为体弱者的滋补良药,主治心脾两虚、气血不足所致的心悸、失眠、健忘等,单用即有效。或用龙眼肉4～6枚,莲子、芡实等量,加水炖熟,于睡前服。常用量10～15克,煎汤,剂量可加大至30～60克。

(11) 人参

甘、微苦,微温。归心、肺、脾经。大补元气,补脾益肺,生津,安神。本品大补元气,可以用于一切气虚之证。对于心气不足而致的睡眠异常、健忘等症,有很好的调节作用;对气虚欲脱、脉微欲绝所致的精神衰微,也有益气复脉固脱之功,如独参汤。人参不仅对心气不足有治疗作用,而且不失为年老体弱者滋补强身、延年益寿之佳品。可以将人参5克,切成薄片,放入保温杯中,沸水冲泡,宜焖30分钟,代茶频饮。用量用法:5～10克,煎服。用于急重症,剂量可增至15～30克,煎服。宜文火另煎兑服。研末冲服,每次1.5～2克。人参不能与藜芦、五灵脂同用,也不宜同时吃萝卜或喝茶,以免影响补力。

(12) 西洋参

甘、微苦,寒。归心、肺、肾经。补气养阴,清火生津。本品功似人参

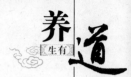

但性偏于寒凉,补气之力虽不及人参,然清火生津之力却为人参所不及,故气虚之人、不受人参之温补者,或气虚津伤者,或夏季进补者尤宜此药。正如张锡纯《医学衷中参西录》中所说:其性凉而补,凡欲用人参而不受人参之温补者,皆可以此代之。用量用法:3~6克,另煎兑服,或开水泡服。

(13)竹叶

甘、辛、淡,寒。归心、胃、小肠经。清热除烦,生津利尿。本品甘寒入心,上能清心除烦、生津止渴,下可清热利尿,使心火从小列而去,故尤宜于热病心烦口渴或心火上炎、口舌生疮,以及心火下移于小肠之小便短赤涩等症,可与生地同用。用量用法:6~15克,煎服。鲜品用15~30克。

(14)黄连

苦,寒。归心、肝、胃、大肠经。清热燥湿,泻火解毒。本品苦寒入心,擅长于清泻心经实火。常用于温热病之高热烦躁,如黄连解毒汤。若热盛阴亏,心烦不眠,可与黄芩、阿胶等同用,如黄连阿胶汤。用量用法:2~8克,煎服。研末冲服,可用1~1.5克,每日3次。本品大苦大寒,过服久服易伤脾胃,脾胃虚寒者忌用。

(15)绿豆

甘,寒。归心、胃经。清热解暑,除烦利尿之功,故为夏季暑热烦渴、尿赤之佳品。可煎汤冷饮,其营养丰富,亦不失为保健佳品。用量用法:10~30克,煎服。脾胃虚寒、肠滑泄泻者忌用。

(16)莲子心

苦,寒。归心经。本品有清心降压之功,可用于高血压、头胀、心悸、失眠等症。用莲子心1.5克,开水冲泡代茶饮。用量用法:1.5~3克,煎服。

(17)百合

甘,微寒。归肺、心经。养阴润肺,清心安神。用治热病作阴,余热未清,虚烦惊悸,失眠多梦等,常配知母、生地黄,如百合知母汤、百合地黄汤。或用于神经衰弱,睡眠不宁,惊悸易醒,可用生百合60~90克,蜂蜜1～2勺,搅拌后蒸熟,临睡前适量食之,注意不要吃太饱,同时应少吃晚餐。此外,百合有良好的养阴润肺止咳作用,可用于肺阴虚所致的燥热咳嗽及劳咳痰血。用量用法:10～30克,煎服。

(18) 麦冬

甘,微苦,微寒。归心、肺、胃经。养阴润肺,益胃生津,清心除烦。本品能养心阴、清心热以除烦安神,可用于心阴虚所致的虚烦不眠等症。轻者可单用麦冬30～60克,煎服或与肉同炖,重者可与生地黄、酸枣仁等同用,如天王补心丹。此外,本品还可用于阴虚燥热而致的干咳痰黏、劳热咳嗽等,有养阴润肺之功。对于胃阴虚或热伤胃阴而致的口渴咽干、大便干燥等,有益胃生津、润燥之效。用量用法:10～15克,煎服。

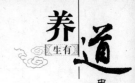
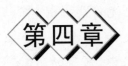

常见疾病的情志疗法

　　据现代医学科学研究：有 50%～80% 的疾病与精神因素有关。国外有学者统计，因情绪不好而致病者占 74%～76%；美国某医院对就诊病人统计，发现 65% 的病人的疾病与社会逆境有关。有人调查发现，在遭遇强烈刺激、感情急剧波动后，短时间内死亡的 170 例中，59% 死于个人不幸与巨大损失消息传来之后；34% 死于面临危险或威胁的处境；7% 死于暴喜之时。情志失调可以引起心血管疾病、神经系统失调、内分泌系统方面的疾病及各种恶性肿瘤。

　　情绪与心血管疾病。情绪持续紧张和精神过度疲劳是高血压病的一个不可忽视的原因，在日常生活中，常有些人由于暴怒、恐惧、紧张或过于激动而引起心血管病，甚至导致死亡。有学者观察到医务人员一句不慎的话，甚至他们的表情和动作都可以造成病人的血压波动。实验研究证明，在愤怒的情绪下，由于外周血管阻力增加，可导致舒张压的显著增高。在恐惧的情绪下，由于心输出量的增加，可引起收缩压的上升。说明情绪对机体的作用是有生物学基础的。

　　情绪与神经系统疾病。七情太过，导致神经系统的严重失调，就会引起各种神经官能症，包括神经衰弱、癔症和强迫症。极为严重的，还可引起精神错乱、行为失常。所谓反应性精神病大都是这样引起的。它是由强烈、突然或持久的精神因素所引起的一种精神障碍。尤其要提出的是，消化系统对情绪的反应也相当敏感。据研究统计，消化系统功能紊乱，因情绪不良而致病者占 70%～80%。诸如食欲减退、恶心呕吐、胃痛、慢性胃炎、消化性溃疡、结肠过敏、腹痛腹泻等。早在 20 世纪，有位名叫奥尔夫的医生，就发现几乎每一分钟胃的机能都能受到情绪的影响。他报告了一个典型的例子：一个9岁的孩子，因食管严重烫伤，疤痕收缩闭塞了食管，于是被迫在腹壁开口，将食物经漏斗进入胃中。医生借助仪器观察其情绪对胃的影响。结果发现：当病人发怒时，胃黏膜就充血发红，胃的运动加强，胃酸的分泌增多；当他忧伤悲痛时，胃黏膜变得苍白，胃的运动减弱，胃的分泌也减少了。

情绪与内分泌系统疾病。对于内分泌系统来说，强烈的刺激可导致糖尿病、甲状腺功能亢进等病。有记者报道，如果您到协和医院内分泌科门诊了解一下，在就诊人群中有半数左右患了甲状腺疾病，而最多的是"甲亢"患者。相关专家告诫人们："过度紧张、长期焦虑等精神负担，是诱发'甲亢'的重要因素。"从甲亢病人就诊时的主诉可得知，升学、出国、晋级、提职等，可导致情绪波动，而工作、学习过度劳累引起精神持续紧张，与发病更有密切关系，农村的"甲亢"病人就较少。

情绪与恶性肿瘤。癌症，是威胁人类生命的疾病之一，与心、脑血管疾病一起，号称"世界三大死神"。全世界患有各种癌症的病人高达两千余万，每年数百万人死于非命。引起癌症的原因尽管很多，但近年来大量科学实验证实，不良的心理、社会刺激因素是一种强烈的促癌剂，这一点已为动物实验所证实。将狗分成两组，一组使它们长期处于惊恐不安状态，另一组生活在安静环境中，结果前组六条狗中有三条狗死于癌症，而后组四条狗安然无恙。现代心身医学实验证实不良心理因素、过度紧张刺激、忧郁悲伤可以通过类固醇作用，使胸腺退化，免疫性淋巴细胞成熟障碍，抑制免疫功能，诱发癌症。

由此可见，现代生活中的许多疾病、不适症状并非外界因素所造成，而是与不良的情绪与生活方式密切相关。中医传统养生强调人与自然的关系，认为人顺应自然环境、四时气候变化，主动调整自我，保持与自然界的平衡以避免外邪的入侵。《黄帝内经》道："圣人不治已病治未病，不治已乱治未乱。夫病已成而后药之，乱已成而后治之，譬犹渴而穿井，斗而铸锥，不亦晚乎！"在第三章我们已经介绍了如何改善不良的情绪与心理，达到健康养生的目的。事实上，中医养生无处不在，日常的生活习惯也可以达到颐养身心、益寿延年的目的。本章主要介绍一些常见疾病

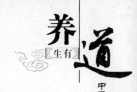

的情志养生方法,用健康的精神状态来调剂生活,关注健康。

✲ 哮喘

哮喘,中医称为"哮证",是指各种发作性痰鸣气喘病证的通称,临床表现为反复发作的伴有哮鸣音的呼气性呼吸困难,严重者可见张口抬肩膀、目胀睛突、面色苍白、唇甲青紫、气急不能平卧。若咳出大量黏痰,则症状逐渐缓解。每因气候、环境变化、食物、情志或劳累过度等因素引动肺内宿痰,以致痰阻气道、肺气上逆而发作。

【情志疗法】心理因素对哮喘发生的作用不可忽视,哮喘患者往往有过度依赖性、敏感性,极易接受暗示。典型的支气管哮喘是条件化的。据文献报道,一位女性患者对玫瑰花过敏,以后看到人工制的玫瑰,也有典型的鼻塞及哮喘样反应。哮喘患者常处于一种焦虑、抑郁状态,此外,对身体和疾病过于关注,疑病症状突出。不良的心理状态不利于哮喘病的治疗与预后。减轻患者的焦虑情绪,让他们了解哮喘发作的知识,对病情有正确的认识,鼓励、指导他们的行为和康复,让他们学会精神上和身体上放松的行为治疗方法,通过神经、内分泌的调节,可影响机体各方面的功能,从而达到心身健康和防治疾病的目的。

✲ 心律失常

心律失常,中医称为"心悸",是指病人自觉心动异常,心慌不安,甚则不能自主的一类病证。临床包括惊悸和怔忡,惊悸轻轻、发病突然、每因七情触动而发;心悸之成,有因平素体质虚弱,心虚胆怯,恼怒或遇险临危,以致心悸神摇,不能自主,有因心血不足,心失所养而发病;或因水饮内停、心阳不振而致;或因阴虚、痰热上扰、心气不宁等而发。心悸并合眩晕、失眠、多梦、健忘等症。

【情志疗法】心主神明,心神不宁则悸,心悸多由忧思惊恐得之,既病之后,往往担心病情,以致心悸加重。现代医学研究认为,七情过度会引起内分泌失调,导致冠脉流量失常,可产生严重的心律失常。心在志为喜,喜则气和志达,喜可胜忧,可以采用各种办法,使病人心情开朗,胸怀坦荡,心神内守,心悸可以避免。可以在居室内放置气味醇郁清香之品,达到愉神宁心之效。在色彩上适宜选择红色、粉红色以镇静宁心。

❋ 失眠

失眠,中医学上又称为"不寐"、"不得卧"、"目不瞑",是指经常不能获得正常睡眠为特征的一种病证。主要表现为难以入睡,或睡而易醒,睡眠时间、深度不足,重者则彻夜不能入睡。中医认为,失眠是思虑劳倦,神不守舍;或肝气郁结,血不归肝;或饮食不节,胃中不和;或肾阴耗伤,心肾不交;或心虚胆怯,惊恐伤神所致。现代医学研究证实:睡眠时进入肝脏的血流量是站立时的7倍。肝脏血流量的增加,有利于增强肝细胞的功能,提高解毒能力,并加快蛋白质、氨基酸、糖、脂肪、维生素等营养物质的代谢。从而维持机体内环境的稳定。人在夜晚熟睡时,分泌的生长激素是白天的5～7倍,对儿童和青少年可促进生长发育,对中老年人可激活体内各种活性酶加速新陈代谢,延缓衰老。

【情志疗法】失眠的主要成因是七情内伤。思虑、紧张、惊恐、忧伤等精神活动直接影响大脑皮层功能,致使调节失常,兴奋与抑制出现紊乱产生失眠症,失眠又使不良情绪加重。失眠症患者一般具有多思多虑、敏感多疑、孤僻内向等性格特征,在治疗过程中要分析判断其心理病机,言语开导,减少情绪刺激,排除不良心理状况,恢复大脑皮层的正常功能。

失眠症患者在日常生活中要特别注意作息时间。在入睡前要恬愉和畅,清静养神,排除杂念,全身放松,可进行自我暗示,这样可以在短时间内进入入睡状态。首先要选择最佳时间入睡,按照人的生物钟规律制定每天起居的最佳时间表,并按照时间表进行。晨起时间:早晨5～6时是生物钟的"高潮",此时起床精神最好。午睡时间:午餐15分钟后开始午睡,午睡时间按季节划分:春、秋、冬以30分钟为宜,夏季以30～60分钟为宜。晚睡时间:一般以晚餐后1～2小时为宜。其次做好睡前准备,安然入睡。睡前开开窗,睡前洗洗脸,睡前泡泡脚,睡前梳梳头,睡前散散步,诸如此类的睡前准备,可以让身心放松,有助于很快入睡。再次定

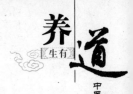

期运动，多晒太阳，多做户外运动。心理学研究表明，户外运动并出汗能使人体内自动分泌"放松和快乐激素"，有助于晚间睡眠。

❋ 健忘

健忘，是记忆力减退，遇事善忘的一种病证。主要临床表现为遇事有始无终，重者则言谈不知首尾。《内经》称健忘为"善忘"、"喜忘"，其后的古代医家又称之为"多忘"、"好忘"，陈言在《三因方》中首次提出了"健忘"一词。历代医家认为健忘多与心脾肾虚损、气血不足有关，亦有因气血乱、痰浊上扰所致。《医方集解·补养之剂》指出："人之精与志，皆藏于肾，肾精不足则肾气衰，不能上通于心，故迷惑善忘也。"《三因极一病证方论·健忘证治》曰："脾主意与思，意者记所往事，思则兼心之所为也…今脾受病，则意舍不清，心神不宁，使人健忘，尽心力思量不来者，是也。"健忘以虚证居多，如思虑过度，阴血损耗，劳伤心脾，化生无源，心脑失养；或久病损伤精血，脑髓不充；或年迈气血亏虚，肾精亏虚，心脑失养均可导致健忘。实证则见于情志不遂，痰浊上蒙所致。其病位在心脑，但与脾肾关系密切。

【情志疗法】记忆是大脑的一种功能，健忘是大脑功能衰退的表现，一般多见于中老年。心理疗法可运用谈心法，通过与朋友交谈、家属对话，促进患者回忆往事，思考交谈内容，并进行鼓励疗法，增强自信心，克服垂暮感、自卑感、孤独感，保持好奇心和积极性，提高学习兴趣。给予情感温暖，提高生活情趣，还可采用以情制情法、劝说开导法使之情绪安定，心情舒畅。另外，各种娱乐活动有益身心健康和益智增强记忆力。如弈棋可以活跃思维、开发智力，音乐疗法可以使全身放松，爽神益智，猜谜游艺等可以帮助思维、启发记忆。

❋ 头痛

头痛是临床上常见的一种自觉症状，见于各种急慢性疾病，如高血压、神经衰弱、颅内肿瘤、外伤及感染等。头为"诸阳之会"、"清阳之府"，中医认为，由于情志不和，肝失疏泄，郁而化火，上忧清窍或火盛伤阴、肝失濡养;或病久耗伤肾阴、肾阳;或操劳过度伤脾、营血亏损等,是内伤头痛的主要病机。

【情志疗法】主要要解除患者的紧张焦虑状态,可以采用言语开导、顺情从欲、抑情顺理、移情易性等法,改善环境及生活习惯,矫正病态人格,改善人际关系,引导参加一些有利于病愈的娱乐活动如书法、棋弈、摄影,或看影视,听音乐,舒畅心境,促进病情稳定与好转。还可以莳花养花,颐养身心,适用于内伤头痛这一病症。高濂在《燕闲清赏笺》中,将牡丹、芍药、兰、菊等花卉的栽培和护养方法,用于陶冶性情,健身解郁。

✳ 胁痛病

胁痛病是以一侧或两侧胁部疼痛为主要表现的病症,也是临床上常见的一种自觉症状。凡肝、胆、胸膜等器官组织的急、慢性疾患均可引起胸胁痛。中医认为,本症多由七情郁结,肝失调达或跌扑损伤、气滞血瘀所致。

【情志疗法】内伤胁痛每与情志有关,心情抑郁或急怒不利于本病的治疗和恢复,因此采用开导说服的方法,使其精神愉快、心情舒畅。作为信息疗法和心理疗法范围内的幽默疗法,其医疗保健效果引起了人们的普遍重视与赞赏。用幽默和形象的语言来调节病人的情绪,出现了令人兴奋的良效。

✳ 焦虑症

焦虑症,是以焦虑为主要特征的神经症。现代医学的焦虑症、神经衰弱及癔症等均属于中医的郁证范畴。郁证,是由于情志不舒,气机郁滞所致。凡因情志不舒,气郁不伸,甚至脏腑不和而致的血滞、痰结、食积、火郁等种种病变均属于此。其主要临床表现为心情抑郁,情绪不宁,胸部满闷,胁肋胀痛,或易怒易哭,多疑猜忌,失眠多梦等为特征。

郁证的病理变化与心、肝、脾有密切关系。治疗郁证要"木郁达之"、疏肝解郁、理气散结。西医学的神经衰弱、癔症及焦虑症等均属于郁证,还包括更年期综合征、抑郁症等疾病。据世界卫生组织调查:目前全世

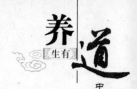

界抑郁症患者达 1.2 亿。几乎每 4 个人中便有 1 人在一生中的某个阶段出现精神或行为问题。预计到 2020 年，抑郁症会升至全球疾病的第二位，仅次于心脏症。毋庸置疑，抑郁症属于中医的"郁证"范畴，从中医情志疗法对抑郁症给予更多的关注，无疑是一剂良方。

【情志疗法】焦虑症、神经衰弱等郁证的致病特点是七情所伤，气机郁滞。七情之中，尤以怒伤及忧思为主。对于医者而言，先要弄清郁证产生的原因，采取情志相胜法如以怒治思，移情易性法转移患者的注意力，让患者从恚怒、忧思的心境中摆脱出来，并代之以音乐、舞蹈、电影或琴棋书画等娱乐活动，还可以晓之以理、动之以情加以劝导，使其心情舒畅。

诗歌，具有一定的格律和语言形式美，吟诵诗歌可以最大限度地调动吟诵者的情感，起到调节情绪的作用。吟诵是一种精神上的自我诱导过程，仿佛陶醉一般。在安静的环境中，排除杂念，吟诵者可以进入理想的境界，陶然自得。吟诵诗歌的方式可以缓解郁证，可以让患者获得感情需要的满足和美感的享受，但是所选的作品不应太过伤感、缠绵、悲愤，保证患者起到调节不良情绪为宜。

✳ 精神分裂症

精神分裂症是一种常见的精神疾病。其特点是思维、情感、行为与环境互不协调，彼此分裂。主要表现为言语、行为支离破碎，使人无法理解，难以捉摸。《内经》设立了《灵枢·癫狂》一章，中医的癫狂包括现代医学的精神分裂症，躁狂抑郁症，抑郁症和反应性精神病等。中医学认为本病多因剧烈的精神刺激所致，《灵枢·癫狂》曰："得之忧饥"，"得之大恐"，"得之有所大喜"，说明七情过激是本病的主要病因。不同的情志刺激，发病类型也不同。王冰曰："多喜为癫，多怒为狂"。《临证指南医案》亦言："狂由大惊大恐，病在肝胆胃经，三阳并而上升，故火炽则痰涌，心窍为之闭塞。癫由积忧积郁，病在心脾包络，三荫蔽而不宣，故气郁则痰迷，神志为之混淆"。由于思虑不遂，或悲喜交加，或以恼怒、惊恐，皆能损伤于心、脾、肝、胆，导致脏腑的功能失调和阴阳失于平稳，进而产生气滞、血瘀、痰结、火郁等病理变化,蒙蔽心窍而引起神志失常。

【情志疗法】精神分裂症的病因病机,常以阴阳失调,七情内伤,痰气上扰,气血凝滞为主要因素。这类病人借助心理疗法有利于发掘病人内在的心理冲突,找到致病性的情志因素,可以很大程度地改善精神状态。还可以诱导病人参加一些有益身心的文体活动,开阔胸襟,在健康愉快的生活气氛中改善心理状况。对于有家族史的易感者,应注意心理预防。中医的以情胜情,移精变气法等都是颇为有效的手段方法,而情志治疗的关键在于调节情志,养心安神。

❈ 呃逆

呃逆,古称哕,指胃气冲逆而上、喉间呃呃连声,声短而频,令人不能自制的一种证候。本病与咳逆、嗳气不同。

【情志疗法】呃逆的发生与情志不遂有着密切关系,采用以情胜情或移情易性之法可以收效。可以转移患者的注意力,让其专注到所喜爱的活动或事物上,即所谓"令其思想则止,思则脾火气乘而胃和矣。"还可以采用惊恐之法,在呃逆发作时,使其突被惊吓,呃逆可止。

❈ 便秘

便秘是指大便秘结不通,排便间隔时间延长(超过48小时),以致正常的排便规律消失,或虽不延长而排便艰涩不畅的一种病症,可见于各种急慢性病中。中医认为,便秘可由肠胃积热、气机郁滞或气血亏虚、阴寒凝滞所致。

【情志疗法】长期紧张、忧郁、焦虑、可引起习惯性便秘,而长期便秘者又常易情绪抑郁,烦躁发怒,心理因素对便意的影响较大。可以采用言语开导法使患者了解便秘与情绪有关,建立良好的心理习惯与生活习惯。对于长期便秘患者的烦躁、抑郁,要顺情从欲、情志相胜、行为治疗等法帮助其舒展情感,改变习惯,避免负心理的影响。

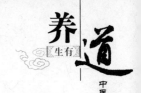

❋ 胃肠功能紊乱

胃肠道功能紊乱是常见的身心疾病之一,精神因素在本病的发生和发展中起着重要作用,过度劳累、情绪紧张、家庭纠纷、生活和工作上的困难导致精神压力无法合理宣泄而干扰了高级神经的正常活动,影响自主神经功能而引起整个胃肠道的功能障碍。除泄泻外,它还表现为心因性呕吐、神经性嗳气、神经性厌食、肠激惹综合征等。病情常随情绪变化而波动。暗示和自我暗示是主要的发病因素。

【情志疗法】针对病人忧虑所患的病症,进行详细的检查,采用移情易性方法,解除疑虑,稳定情绪。还可给病人心理暗示:"我没有病,我是一个健康的人",让患者消除不良情绪。还可给病人安慰,让病人觉得有药物可以治疗身体的疾病。另外在日常生活中,多培养生活乐趣,转移注意力,尽量忘记不适应症状,饮食上切勿贪凉。建立正常的生活规律,缓解紧张情绪,本病可以不用药物而痊愈。

❋ 冠心病

冠心病即冠状动脉粥样硬化性心脏病,是指由于冠状动脉粥样硬化导致的心肌缺血、缺氧而引起的心脏病。本病多发生于40岁以下,男性多于女性,且以脑力劳动者居多。高脂血症、高血压、糖尿病、吸烟是其主要危险因素。另外,职业、饮食、肥胖、性格、遗传、微量元素的摄入也是它的致病因素。临床症状表现有无症状性冠心病、心绞痛、心肌梗死、缺血性心肌病等。中医认为,本病乃心阳不振,寒凝气滞,血瘀痰阻所致,属于"胸痹"、"厥心痛"或真心痛的范畴。

【情志疗法】对于冠心病患者来说,缓解期是养生保健的重要阶段,保持规律的生活节律,多听轻松欢快的轻音乐、遇事勿急躁,遇到自己不能控制的时候先深吸三口气,再离开当时环境,等过后平静下来再慢慢处理相关事件。还可采用肌肉放松法与静默清心法。

肌肉放松法:每日抽出15分钟,平躺在安静、光线柔和、温度适宜的房间中,解开紧束的领扣、袖口等,放松全身肌肉,想象从头顶到两颊、项两侧、双肩、上臂、双腿、双脚逐步下移,口中默念放松,进行心理暗示。

静默清心法:可以选择一些简单易行的静功,坐式或卧式均可,也可练站桩功,主要是调整呼吸,排除杂念,意守丹田,入静。坐禅属于这种方法。

悠然自得的垂钓活动,对于冠心病患者有着养心安神、调气益精的作用。"垂钓可以解乏、清肺、养性、顺气,增加食欲。"精神愉快、性格开朗,经历风雨,不忧不愁,是延年益寿的重要条件,垂钓活动亦动亦静,形静实动,锻炼人的脑、手、眼,有利于健康。

✳ 原发性高血压

原发性高血压是最常见的心血管疾病之一,它不仅发病率高,而且常引起严重的心、脑、肾并发症,是脑卒中、冠心病的主要危险因素。情绪压抑、焦虑、抑郁、A 型行为、各种形式的神经质、缺乏安全感及不敢直接表露自己的不满和愤怒的人的血压总高于那些乐观、平和、能自由表达情绪的人。高血压的发病有明显的家族性。长期从事须高度集中注意力的工作、精神紧张、长期受环境噪音及不良视觉刺激者易患高血压。盐摄入过多、饮酒,均可导致血压升高。中医学认为本病与肝、肾两脏有关。体质的阴阳偏盛和偏差及气血功能失调是发病的内在因素。

【情志疗法】精神刺激可引起血压升高,保持情绪稳定是控制高血压的有效方法之一。在日常生活中,要多听抒情柔和的轻音乐,不要看情节过于紧张的刺激电视、电影。遇到过于激动的事要提醒自己放松,做深呼吸,使自己尽快平静下来。肌肉放松、睡眠、适度的文娱活动对高血压患者都是有益的。

✳ 神经衰弱

神经衰弱是一种常见的心理疾病,多发生在青少年学习就业时期,是由于长期的情绪紧张和精神压力造成大脑兴奋与抑制机能失调而诱发产生头痛、失眠、健忘、烦躁不安、抑郁寡欢等一系列不适症状,而没有相应的器质性病变,即所谓"劳倦思虑太过者,必致血液耗之,所以失

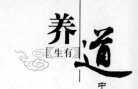

眠”。其病程迁延，时重时轻，影响患者的工作、学习、生活等。

【情志疗法】睡眠疗法，严重患者可服安眠药并配合诱导，促其入睡，消除虚烦、失眠、健忘、头晕脑涨等症状。

清心静神疗法，可以采用传统的禅静法、静坐等身心修炼方法。

心理分析疗法，剖析病因，消除心理隐患，有针对性地进行心理治疗。

✻ 痛经

痛经是指月经期或行经前后出现周期性的腹部疼痛，或痛引腰，以致影响日常工作及日常生活的月经病。原发性痛经又称功能性痛经，多无器质性病变；而继发性痛经则是由于生殖器官病变所引起。一般认为精神神经因素是引发功能性痛经的主要因素，如精神紧张、抑郁、焦虑、恐惧、情绪不稳定等。中医认为，情志不畅，血行则不利，血行不利，涩滞于经脉，不通则痛。

【情志疗法】心理暗示疗法、松弛疗法是以其情绪放松之柔克情绪紧张之刚，使全身骨骼肌张力下降，呼吸频率和心率减慢，血压下降，心情轻松愉快，全身舒适。具体做法：先深呼一口气，然后将气屏住，待感到有点憋闷时，再将气缓缓呼出，呼气时，尽量彻底些。如此循环 20 次左右，可以起到自己松弛和愉快的作用。渐进性肌肉放松训练，患者想象一些令自己松弛和愉快的情景，同时伴以语言指导和暗示，反复操作 2～3 遍，即可起到肌肉高度松弛的效果，减少神经及情绪紧张度，从而使疼痛得到缓解。另外，还可以采用语言开导、移情易性等方法，转移患者的注意力，缓解紧张情绪，对于痛经有一定疗效。

✻ 经前期紧张综合征

经前期紧张综合征，是指妇女在月经来潮前所出现的烦躁、易怒、悲伤欲哭、失眠健忘、精神不集中、水肿、头痛、头晕、乳房胀痛等症候群。其特点是呈周期性表现，经前出现，经后消失。大部分患者症状较轻，少数患者反应严重，影响正常生活和工作。中医认为，本病的发生与肝、脾、肾有着密切关系。情志不畅,郁而伤肝,肝失条达,疏泄功能失常,而致本病的发生;肾为先天之本,脾为后天精微之源,二脏虚衰,均能影响气血运行而发生障碍,从而导致本病的发生。

【情志疗法】可以运用合理情绪,调整心态,保持心情舒畅;可以采用情绪转移的方法,宣泄自己的烦恼,心态得到放松;可以采用认知重建方法,消除生活中不必要的误会与隔阂,恢复内心的平静;还可以通过和谐的性生活调节患者心态及雌激素的分泌。

✳ 更年期综合征

更年期综合征,又称绝经前后诸证,是指妇女在育龄期到老年期的过渡时期内,由于卵巢功能衰退、消失所引起的一系列内分泌失调和自主神经紊乱的症候群。其临床表现轻重不一,或久或暂。轻者不影响生活和工作,重则不能自制,严重地影响工作和生活。生理因素、心理因素、社会因素是导致本病发生的主要因素。中医认为肝、脾、肾三脏与本病的发生与发展有一定的关联。如情志内伤而导致肝气郁结,肝郁则肝的条达功能失灵,其疏泄功能随之发生障碍,从而导致气机升降失调,促使内分泌发生病理变化。脾藏血,为后天精微之气化生之源,脾失健运,无精气供养天癸发育,也常致使这个时期的妇女发生生理性紊乱。

【情志疗法】绝经前后时期,是女性心理波动较大的阶段。性格上具有沉默寡言、敏感多虑、心胸狭窄的女性,再受到外界因素的影响,容易产生较重的心理压力,出现焦虑、紧张、抑制、失眠、多怒等突出的心理症状。中医情志疗法十分强调调情志,节嗜欲、适劳逸、慎起居等心理调节措施。引导患者调整生活习惯,丰富生活乐趣,改进人际关系,及时疏导新发生的心理障碍,改善患者郁怒、烦躁或悲观沮丧的不良心境。还可以适当采用言语开导、移情易性、疏泄情志的方法,调节患者的心理状态,巩固治疗效果。

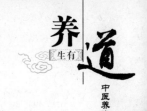

附录一　心理健康的参照标准

世界卫生组织的心理健康标准：①具备健康心理的人，人格是完整的、自我感觉是良好的、情绪是稳定的，积极的情绪多于消极的情绪，并有较好的自我控制能力，能保持心理上的平衡；②有比较充分的安全感，一个人在自己所处的环境中，能保持正常的人际关系，能受到别人的欢迎和信任；③健康的人对未来有明确的生活目标，切合实际地，不断地进取，有理想和事业上的追求。

马斯洛和米特尔曼在合著的《变态心理学》中提出的心理健康标准：①有足够的自我安全感；②能充分地了解自己，并能对自己的能力作出适度的评价；③生活理想切合实际；④不脱离周围现实环境；⑤能保持人格的完整与和谐；⑥善于从经验中学习；⑦能保持良好的人际关系；⑧能适度地发泄情绪和控制情绪；⑨在符合集体要求的前提下，能有限度地发挥个性；⑩在不违背社会规范的前提下，能恰当地满足个人的基本要求。

我国也有学者（王登峰、张伯源）把心理健康标准归纳为以下几个方面：

（1）了解自我，悦纳自我

一个心理健康的人能体验到自己的存在价值，既能了解自己，又能接受自己，有自知之明，对自己的能力、性格和长短处都能作出恰当的、客观的评价；对自己不会提出苛刻的、非分的期望与要求；对自己的生活目标和理想也能定得切合实际，因而对自己总是满意的；努力发展自身的潜能，即使对自己无法补救的缺陷，也能泰然处之。一个心理不健康的人则缺乏自知之明，并且总是对自己不满意；由于所定的目标和理想不切实际,主观和客观的距离相差太远而总是自责、自怨、自卑;由于总是要求自己十全十美,而自己却又总是无法做到完美无缺,于是总跟自己过不去,结果心理状态永远无法平衡,无法摆脱将要面临的心理危机。

(2) 接受他人,善与人处

心理健康的人乐于与人交往,不仅能接受自我,也能接受他人,悦纳他人。能认可别人存在的重要性和作用,同时也能为他人和集体所理解、所接受,能与他人相互沟通和交往,人际关系协调和谐;在生活的集体中能融为一体,既能与挚友相聚时共享欢乐,也能在独处沉思时无孤独感;在与人相处时,积极的态度(如同情、友善、信任、尊敬等)总是多于消极的态度(如猜疑、嫉妒、畏惧、敌视等),因而在社会生活中有较强的适应能力和较充足的安全感。而心理不健康的人可能常常置身于集体之外,与周围的人格格不入。

(3) 正视现实,接受现实

心理健康的人能够面对现实,接受现实,能动地适应现实,进一步改造现实,而不是逃避现实;对周围事物和环境能作出客观的认识和评价,并能与现实环境保持良好的接触;既有高于现实的理想,又不会沉湎于不切实际的幻想与奢望;对自己的力量有充分的信心,对生活、学习和工作中的各种困难和挑战都能妥善处理。心理不健康的人往往以幻想代替现实,而不敢面对现实,没有足够的勇气去接受现实的挑战;总是抱怨自己"生不逢时"或责备社会环境对自己不公而怨天尤人,因而无法适应现实环境。

(4) 热爱生活,乐于工作

心理健康的人能珍惜和热爱生活,积极投身于生活,并在生活中尽情享受人生的乐趣,而不会认为生活是重负;他们在工作中尽可能地发挥自己的个性和聪明才智,并从工作成果中获得满足和激励,把工作看做是乐趣而不是负担;他们能把工作中积累的各种有用的信息、知识和技能存储起来,随时提取使用,以解决可能遇到的新问题,使自己的工作行为更有效。

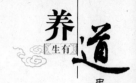
（5）能协调与控制情绪

心境良好心理健康的人愉快、乐观、开朗、满意等积极情绪总是占优势，当然也会有悲、忧、愁、怒等消极情绪体验，但一般不会长久；他们能适度地表达和控制自己的情绪，喜不狂、忧不伤、胜不骄、败不馁，谦而不卑，自尊自重，既不妄自尊大，也不退缩畏惧；对于无法得到的东西不过分追求，争取在社会允许范围内满足自己的各种需要；对于自己所能得到的一切都感到满意。

（6）人格完整和谐

心理健康的人，气质、能力、性格和理想、信念、动机、兴趣、人生观等各方面平衡发展，人格作为人的整体的精神面貌能够完整、协调、和谐地表现出来。他们思考问题的方式是适中和合理的，待人接物能采取恰当灵活的态度，对外界刺激不会有偏颇的情绪和行为反应；他们能够与社会的步调合拍，也能和集体融为一体。

（7）智力正常

智商在 80 分以上为智力正常，是人们正常生活、工作和学习的基本心理条件，是心理健康的重要标准。一般智商低于 70 分者为智力落后，而智力落后是很难称为心理健康的。

（8）心理行为符合年龄特征

在人的生命发展的不同年龄阶段，都有相对应的心理行为表现，从而形成不同年龄阶段独特的心理行为模式。心理健康的人应具有同年龄多数人所符合的心理行为特征。如果一个人的心理行为经常严重偏离自己的年龄特征，一般是心理不健康的表现。

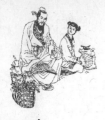

附录二 心理衰老的常见表现

第一种表现：

1. 即使戴了眼镜也看不清东西。

2. 没有一个年轻的朋友。

3. 不喜欢看报刊的"智力园地"这类内容。

4. 不能一下子说出"水"的五种用途。

5. 别人和你说话非得凑在耳边大声讲才行。

6. 不能一下子顺背 7 位数或倒背 5 位数。

7. 做事情不能坚持到底。

8. 看到小说中有关爱情的描写一跳而过。

9. 害怕外出。

10. 在两分钟内不能从 100 开始连续减 7 直至减到 2。

11. 喜欢一个人静静地坐着。

12. 不能想象出天上的云块像什么。

13. 常常和别人争吵。

14. 吃任何东西都感到味道不好。

15. 不想学习新的知识和技能。

16. 把一张立体图看成是平面图。

17. 不喜欢下棋这类动脑子的游戏。

18. 总以为自己比别人高明。

19. 以前的许多兴趣爱好现在都没有了。

20. 记不清今天的具体日期。

21. 钱几乎都花在吃的方面。

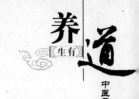

22. 老是回顾过去。

23. 常常无缘无故地生闷气。

24. 不喜欢听纯粹的音乐。

25. 喜欢反复讲一件事。

26. 看了书、电影、戏剧后,回忆不起来它们的内容。

27. 别人的劝告一点也听不进去。

28. 对未来没有计划和安排。

29. 常常看错东西或听错话。

30. 走路离不开拐杖。

以上 30 种心理现象中,若有 26～30 种为极度心理衰老,若有 21～25 种为衰老,若有 16～20 种为比较衰老,若有 11～15 种为有点衰老,若有 10 种以下为基本无衰老。

第二种表现:

1. 记不住最近的事情。

2. 如有急事在身,总感到心情焦急。

3. 事事总好以我为主,以关心自己为重。

4. 总好扯过去的事。

5. 对过去的生活总是后悔。

6. 对眼前发生的任何事情都感到无所谓。

7. 愿意自己一个人生活,不想麻烦别人。

8. 很难接受新事物。

9. 对噪声十分烦恼。

10. 不喜欢接触陌生人。

11. 对社会的变化惶恐不安。

12. 很关心自己的健康。

13. 喜欢讲自己过去的本领和功劳。

14. 喜欢做无聊的收藏家。

15. 好固执己见。

以上现象若有 13～15 种为极度心理衰老,10～12 种为很衰老,7～

9种为比较衰老,4～6种为有点衰老,3种以下为基本无衰老。

第三种表现:

1. 经常会发生胆怯和害怕。

2. 别人做错事,自己也会感到不安。

3. 稍有冒犯就火冒三丈。

4. 别人请求帮助时,会感到不耐烦。

5. 经常会感到坐立不安,情绪紧张。

6. 脾气暴躁,焦虑不安。

7. 看见生人会手足无措。

8. 一点不能宽容别人,甚至对自己的亲友也如此。

9. 感情容易冲动。

10. 曾进过精神病医院。

11. 有时感到生不如死。

12. 常常犹豫不决,下不了决心。

13. 不听别人劝告,一味干某一些事或想某一件事。

14. 没有熟人在身边会感到恐惧不安。

15. 总是愁眉不展,忧心忡忡。

16. 在别人家吃饭会感到别扭和不愉快。

17. 紧张时会头脑糊涂。

18. 总希望别人和自己闲聊。

19. 会无缘无故地想念不熟悉的人。

20. 经常独自哭泣。

以上现象若有17～20种为极度衰老,13～16种为很衰老,9～12种为比较衰老,5～8种为有点衰老,4种以下为基本无衰老。

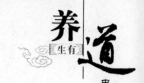

附录三　情志养生箴言百则

1. 智者动,仁者静,智者乐,仁者寿。　　　　　　　——《论语》
2. 君子坦荡荡,小人长戚戚。　　　　　　　　　　——《论语》
3. 养生必先养德,大德必得其寿。　　　　　　　　——《中庸》
4. 圣人不治已病治未病,不治已乱治未乱!　　　——《黄帝内经》
5. 恬淡虚无,真气从之,精神内守,病安从来?　　——《黄帝内经》
6. 人以天地之气生,四时之法成。　　　　　　——《黄帝内经》
7. 志闲而少欲,心安而不惧,无恚嗔之心…无思想之患,以恬愉为务,以自得为功。　　　　　　　　　　　　　　　——《黄帝内经》
8. 阴平阳秘,精神乃治;阴阳离决,精气乃绝。　——《黄帝内经》
9. 得神者昌,失神者亡。　　　　　　　　　　——《黄帝内经》
10. 止怒莫若诗,去忧莫若乐,节乐莫若礼。　　　　——《管子》
11. 正气存内,邪不可干。　　　　　　——《素问遗编·刺法论》
12. 上善若水,水善利万物而不争。　　　　　　　　——《老子》
13. 众人熙熙,如享太牢,如登春台;我独泊兮其未兆,如婴儿之未孩。众人有余,而我独若遗,我愚人之心也哉。　　　　——《老子》
14. 甘其食,美其服,安其居,乐其俗,邻国相望,民至老死不相往来。　　　　　　　　　　　　　　　　　　　　　——《老子》
15. 夫恬澹寂寞,虚无而为,此天地之平而道德之质也。故曰:圣人休休焉则平易矣。平易则恬澹矣。平易恬澹,则忧患不能人,邪气不能袭,故其德全而神不亏。　　　　　　　　　　　　　　——《庄子》
16. 不能说其志意,养其寿命者,皆非通道者。　　　　——《庄子》
17. 养心莫善于寡欲。　　　　　　　　　　　　　　——《孟子》
18. 良医者,常治无病之病,故无病;圣人常治无患之患,故无患。

　　　　　　　　　　　　　　　　　　　　　　——《淮南子》

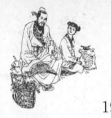

19. 太上养神,其次养形。 ——《淮南子》

20. 圣人胜心,众人胜欲,君子行正气,小人行邪气。 ——《淮南子》

21. 得道者生以长寿。 ——《吕氏春秋》

22. 凡养生,莫若知本,知本则疾无由至矣。 ——《吕氏春秋》

23. 物也者,所以养性也,非所以性养也。今世之人,惑者多以性养物,则不知轻重也。 ——《吕氏春秋》

24. 凡人三百六十节,九窍、五脏、六腑。肌肤欲其比也,血脉欲其通也,筋骨欲其固也,心志欲其和也,精气欲其行也。若此,则病无所居,而恶无由生矣。病之留,恶之生也,精气郁也。 ——《吕氏春秋》

25. 调神气,慎酒色,节起居,省思虑…为长生之大端。
——《华氏中藏经》

26. 心不忧乐,德之至也;通而不变,静之至也;嗜欲不载,虚之至也;无所好憎,平之至也;不与物散,粹之至也。 ——《淮南子》

27. 势利不能诱也,辩者不能说也,声色不能淫也。美者不能滥也,智者不能动也,勇者不能恐也,此真人之道也。 ——《淮南子》

28. 人之所以不能终其寿命,而中道夭于刑戮者,何也? 以其生生之厚。 ——《淮南子》

29. 喜怒哀乐之发…可节而不可止也,节之而顺,止之而乱。
——《春秋繁露》

30. 人常失道,非道失人。人常去生,非生去人。故养生者,慎勿失道。 ——《养性延命录》

31. 夫常人不得无欲,又复不得无事,但当和心、少念、静身、损虑,先去乱神、犯性,此则啬神之一术也。 ——《养性延命录》

32. 少不勤行,壮不意时,长而安贫,老而寡欲,闲心劳形,养生之方也。 ——《养性延命录》

33. 虽常服药,而不知养性之术,亦难以长生也。
——《养性延命录》

34. 养生大要,一曰啬神,二曰爱气,三曰养形,四曰导引,五曰合语,六曰饮食,七曰房室,八曰反俗,九曰医药,十曰禁忌。过此以往,义可略焉。 ——《养性延命录》

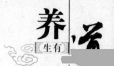

35. 体欲常劳,食欲常少,劳无过极,少无过虚。 ——《养性延命录》

36. 虽常服药物,而不知养性之术,亦难以长生也。

——《养性延命录》

37. 才所不逮而困思之,伤也;力所不胜而强举之,伤也。

——《抱朴子》

38. 未遇明师,而求要道,未可得也。 ——《抱朴子》

39. 天下悠悠,皆可长生也,患于犹豫,故不成耳。 ——《抱朴子》

40. 凡为道者,常患于晚,不患于早也。 ——《抱朴子》

41. 忍怒以全阴气,抑喜以养阳气。 ——《抱朴子》

42. 治身养性谨务其细,不可以小益为不平而不修,不可以小损为无伤而不防。 ——《抱朴子》

43. 人之修真达性,不能顿悟,必须渐而进之,安而行之。

——司马承祯

44. 人之所贵者生也,生之所贵者道也;人之有道若鱼之有水。

——司马承祯

45. 措身失理,亡之于微,积微成损,积疾成衰。

——《嵇康集》修性以保神

46. 安心以全身。爱憎不栖于精,忧喜不留于意;泊然无感,而体气和平。 ——《嵇康集》

47. 善养性者,则治未病之病,是其义也。 ——《备急千金要方》

48. 凡心有所爱,不用深爱,心有所憎,不用深憎,并皆损性伤神。

——《备急千金要方》

49. 多思则神殆,多念则志散,多欲则损智,多事则形疲。

——《养生要集》

50. 养性之道,莫久行、久坐、久卧、久视、久听。 ——《养生要录》

51. 善服药者,不如善保养。 ——《养老奉亲书》

52. 其救疗于有疾之后,不若摄养于无疾之先。 ——《丹溪心法》

53. 心乱则百病生,心静则万病息。 ——《卫生宝鉴》

54. 春日融合,当眺园林亭阁虚敞之处,用抒滞怀,以畅生气。

——《摄生消息论》

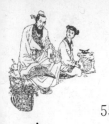

55. 善养生者养内,不善养生者养外。　　　　——《寿世保元》

56. 物来顺应,事过心宁,可以延年。　　　　——《寿世保元》

57. 惜气存精更养神,少思寡欲勿劳心。　　　——《寿世保元》

58. 仁可长寿,德可延年,养德尤养生之第一要也。　　——吕坤

59. 知恬逸自足者,为得安乐本。　　　　　——《遵生八笺》

60. 内外俱有养,则恬愉自得而无耗损之患,故寿亦可以百数。

　　　　　　　　　　　　　　　　　　　——《类经》

61. 我命在我,不在天。　　　　　　　　　　——《仙经》

62. 养生以不伤为本。　　　　　　　　　　　——《仙经》

63. 若能任理而不任情,则所养可谓善养者矣。　——《医说》

64. 景世安乐长寿,长寿生于蓄积。　　　　　——《十问》

65. 养生之法有四:曰寡欲,曰慎动,曰法时,曰却疾。

　　　　　　　　　　　　　　　　　——《养生四要》

66. 劳形按影皆非道,炼气吞霞更是狂。　　——《悟真篇》

67. 夫心者,万法之宗,一身之主,生死之本,善恶之源,与天地可通,为神明之主宰,而病否之所由系也。　　——《寿世青篇》

68. 精、气、神,养生家谓之三宝。　　　　——《理虚元鉴》

69. 戒暴怒以养其性,少思虑以养其神,省言语以养其气,绝私念以养其心。　　　　　　　　　　　——《续附·养生要诀》

70. 神强者长生。　　　　　　　　——《彭祖摄生养性论》

71. 人借气以充其身,故平日在乎善养,所忌最是怒。

　　　　　　　　　　　　　　　　　——《老老恒言》

72. 老人之情,欲豪畅,不欲郁郁閟,可以养生。　——《类修要诀》

73. 恼一恼,老一老;笑一笑,少一少。　　　——《养心要语》

74. 省思虑则心血不耗,发不易白。　　　　　——《医先》

75. 暴喜伤心,暴怒伤肝,暴恐伤肾,过哀伤肺,过思伤脾。

　　　　　　　　　　　　　　　　　——《养生四要》

76. 养心莫善于寡欲。欲不可纵,欲纵成灾;乐不可极,乐极生衰。

　　　　　　　　　　　　　　　　　——《养生四要》

77. 善养生者,先除欲念。　　　　　　　——《男女绅言》

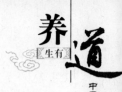

78. 事从容则有余味,人从容则有余年。　　　　　　——《呻吟语》

79. 养心无别法,只寡言、少食、息怒数般。　　　　　　——《浪迹丛谈》

80. 大喜荡心,微抑则定;甚怒烦性,稍忍即歇。　　——《退庵随笔》

81. 人但知过怒过哀足以害性,而不知过喜过乐亦足以伤生。

　　　　　　　　　　　　　　　　　　　　　——《退庵随笔》

82. 琴医心,花医肝,香医脾,石医肾,泉医肺,剑医胆。

　　　　　　　　　　　　　　　　　　　——《幽梦续影》

83. 人生如天地,和煦则春,惨郁则秋。　　　　——《医述》

84. 心胸里头能撑船,健康长寿过百年。　　　　——谚语

85. 看一个医生不如交一个朋友。　　　　　　——谚语

86. 心乐为良药,神伤致骨枯。　　　　　　　——谚语

87. 不气不愁,活到白头。　　　　　　　　　——谚语

88. 说说笑笑,通通七窍。　　　　　　　　　——谚语

89. 笑一笑,十年少;愁一愁,白了头。　　　——谚语

90. 笑口常开,青春常在。　　　　　　　　　——谚语

91. 遇事不恼,长生不老。　　　　　　　　　——谚语

92. 千保健,万保健,乐观方才是关键。　　　——谚语

93. 一日三笑,人生难老;一日三恼,不老也老。——谚语

94. 生气催人老,快乐变年少。　　　　　　　——谚语

95. 遇怒不要恼,遇难莫急躁。　　　　　　　——谚语

96. 常乐常笑,益寿之道。　　　　　　　　　——谚语

97. 房宽地宽,不如心宽。　　　　　　　　　——谚语

98. 知足者常乐,善笑者长寿。　　　　　　　——谚语

99. 要活好,心别小;善制怒,寿无数。　　　——谚语

100. 笑口常开,百病不来。　　　　　　　　——谚语

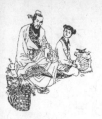

主要参考文献

［1］严忠浩,徐爱华著.心理与养生.上海:上海大学出版社,2002.

［2］司富春主编.中医理论基础.北京:人民军医出版社,2005.

［3］顾建勤编著.图说中华养生.合肥:安徽科技出版社,2006.

［4］汪凤炎撰.中国古代心理学思想史.上海:上海教育出版社,2008.

［5］万毅主编.情志病中医特色诊疗.北京:人民军医出版社,2009.